LECTURES

SUR LA

TUBERCULOSE

PAR

Le Dr ARLEDETTI

PARIS
A. MALOINE, ÉDITEUR
25-27, RUE DE L'ÉCOLE-DE-MÉDECINE, 25-27
1907

A. MALOINE, ÉDITEUR

25-27, RUE DE L'ÉCOLE-DE-MÉDECINE, 25-27

BAUDOIN. — **Leçons pratiques** de dissection à l'usage des étudiants en médecine. Préface du professeur P. Poirier, 1 vol. in-8, 1901. 19 photos et schémas correspondants. 3 fr.

BECHTEREW. — **Anatomie du système nerveux, les voies de conduction du cerveau et de la moelle.** Traduit par Bonne, 1900, avec 100 figures. 18 fr.

BERDAL. — **Traité pratique de la syphilis**, seconde partie du traité pratique des maladies vénériennes, avec 58 similigravures et 18 pl., dont 17 en couleurs, in-8, 1902. 15 fr.

DELACOUR. — **Le Syndrome adénoïdien.** Ozène. Végétations adénoïdes. Appendicite chronique. In-8. 1904. 4 fr.

KOCHER (Professeur de chirurgie à l'Université de Berne). — **Manuel de Chirurgie opératoire**, traduit sur la 4e édition allemande par le Dr J. Stas. Fort volume in-8 avec nombreuses figures en noir et en couleurs. 1901. 25 fr.

LUTAUD (A.). professeur libre de gynécologie, médecin adjoint de Saint-Lazare. — **Manuel complet de gynécologie médicale et chirurgicale**, nouvelle édition entièrement refondue, contenant la technique opératoire complète et 607 fig. dans le texte, fort vol. grand in-8. 1900. Broché. 20 fr.

MACREZ. — **Formulaire index du praticien**, pour adultes et enfants (interfolié de papier blanc), in 18. 1901. 4 fr.

MARION. — **Manuel de technique chirurgicale des opérations courantes**, 3e édit., revue et considérablement augmentée, in-8. (En préparation pour paraître fin 1906).

STAPFER (H.). — **Traité de kinésithérapie gynécologique** (système de Brandt), Nouvelle méthode de diagnostic et de traitement des maladies des femmes. **Ouvrage contenant la traduction du livre de Brandt** et 135 figures, schémas et graphiques. Préface du Dr. Pinard, 1 fort vol. in-8, 1897. 12 fr.

STRURPELL. — **Traité de pathologie spéciale et de thérapeutique des maladies internes**, par le Dr Adolphe Strümpell, professeur et directeur de la clinique médicale à l'Université de Breslau, à l'usage des étudiants et médecins, traduit de l'allemand par le Dr J. Schramme et le Dr Augier, professeur à la Faculté libre de Lille, 3 vol. in 8, avec 197 figures, 1906. 36 fr.

MALOINE MÉDICALE BIBLIOGRAPHIE

Revue mensuelle

Abonnement, un an : 3 francs.

Imp. Devergne, [illegible]

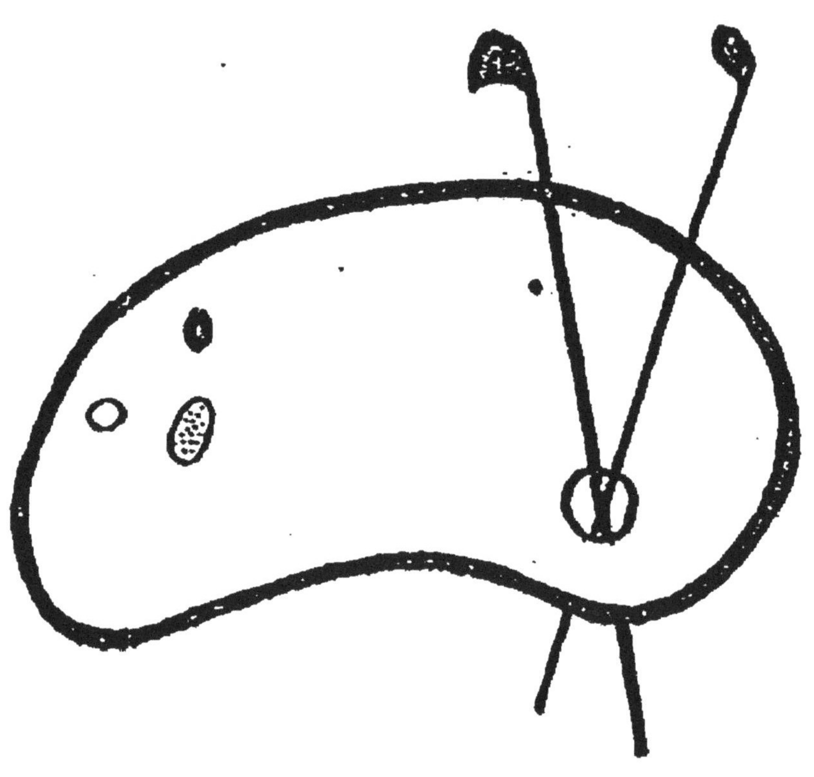

FIN D'UNE SERIE DE DOCUMENTS
EN COULEUR

LECTURE
SUR LA TUBERCULOSE

LECTURES

SUR LA

TUBERCULOSE

PAR

Le Dr ARLEDETTI

PARIS

A. MALOINE, EDITEUR

25-27, RUE DE L'ÉCOLE-DE-MÉDECINE, 25-27

1907

Lectures sur la Tuberculose

AVANT-PROPOS

Le rayon le plus encombré de la bibliothèque médicale est, sans doute, à l'heure présente, celui de la tuberculose. Les ouvrages de tous genres qui s'y pressent et s'y accumulent de jour en jour semblent répondre très amplement aux besoins des praticiens comme aux aux curiosités des amateurs. Que vient donc faire ce petit livre en si nombreuse et si docte compagnie? Eclaircira-t-il quelque mystère? Aidera-t-il à résoudre quelqu'une des grandes énigmes qui tiennent en échec la science des plus savants? Apporte-t-il au moins une recette nouvelle ou l'idée d'une médication inédite?

Rien de tout cela: ses prétentions sont plus modestes.

Laissant à de plus compétents les recherches purement techniques, je voudrais observer et étudier d'un peu haut ce curieux phénomène médico-social qu'est devenue la tuberculose à notre époque, de manière à en prendre, pour ainsi dire, une vue d'ensemble; je voudrais exposer à grands traits ce que nous savons à ce jour de cette maladie, ce qui a été entrevu de sa nature et de ses origines, effleurer, en passant, les diverses questions qui de près ou de loin, se rattachent à un aussi vaste sujet, questions de science et d'histoire, questions d'hygiène pratique, de morale même et de philosophie.

Toute mon ambition serait, non point de vulgariser *des études si élevées, mais d'y intéresser le public intelligent, le public pensant, celui qui marche en tête du pauvre troupeau humain, et à qui l'on peut parler de science et d'humanité.*

Ce public-là est capable de nous apporter une aide efficace à nous qui combattons le terrible fléau avec des armes, hélas! trop insuffisantes. La lutte contre la tuberculose admet le concours de toutes les bonnes volontés éclairées. Car cette lutte est, en somme, une entreprise de réforme sociale et une œuvre de moralisation. Ses principaux moyens sont les conseils judicieux, les bons exemples et les actes de vraie philanthropie. C'est une sorte d'apostolat guidé par la science.

PREMIÈRE LECTURE

Le mal.

Nous ne possédons encore que des notions très incomplètes sur la nature de la tuberculose. En 1882, Koch découvrit le bacille qu'avait prévu Villemin. On crut alors le mystère éclairci, mais il fallut en rabattre. L'organisme vivant n'est pas un simple milieu de culture; le bacille y rencontre la cellule et leurs énergies (1) respectives y entrent en conflit.

(1) Pour définir avec une précision suffisante le sens de cette expression : énergies cellulaires, il faudrait pénétrer le mystère de la constitution du protoplasma et des actions protoplasmiques, ce qui serait surprendre le secret même de la vie...

Tout ce qu'il est permis de supposer, c'est que les énergies constitutives du protoplasma sont des énergies composées, très particularisées et très variées, — et, en second lieu, que le protoplasma est la plus complexe, la plus instable, la plus *dissociable* de toutes les formes de la matière. Suivant cette conception,

On a comparé le bacille à une graine et l'organisme à un terrain. Cette comparaison n'est pas exacte. Le bacille ne fait pas la maladie comme la graine fait la plante. En réalité la maladie microbienne est le produit d'une combinaison qui se fait entre deux éléments, l'un extérieur qui est le microbe et l'autre intérieur qui est la cellule. On ne saurait dire lequel de ces deux éléments fournit le plus gros apport. Mais c'est commettre une erreur que donner au microbe l'importance d'un germe.

Nous ne connaissons même que très sommairement l'histoire naturelle de ces microorganismes dont le rôle pathogénique est si diversement compris. Nous savons bien que le bacille de Koch se présente sous telle forme, qu'il a telle longueur, qu'il se colore de telle fa-

les énergies protoplasmiques se dégagent incessamment et imprègnent les sécrétions cellulaires et les milieux ambiants. A l'encontre de la matière minérale qui dépense sans se réparer, le protoplasma tire des substances qu'il assimile et qu'il décompose en leurs derniers éléments, des énergies équivalentes à celles qu'il perd constamment en vertu de sa dissociabilité.

Il est évident que les énergies bacillaires sont analogues aux énergies protoplasmiques des êtres pluricellulaires.

çon, etc., mais ces caractères absolument superficiels ne constituent, en somme, que son signalement. Ses caractères essentiels nous échappent absolument. Bien plus, nous ne savons rien de son état primitif; nous ne l'avons étudié que parasite.

Or, une cellule simple, c'est-à-dire une petite masse de protoplasma, qui a vécu à l'état parasitaire, doit être pénétrée à un haut degré de la substance de l'être qui lui a fourni son milieu nutritif; elle doit en rester défigurée et modifiée pour un nombre plus ou moins grand de générations et même, en certains cas, avoir *varié* définitivement.

Certains voudraient voir dans le bacille de la *fléole des près* le bacille de Koch originel, la type de l'espèce, celui qui, après avoir passé par les bovidés, deviendrait par l'intermédiaire du lait et de la viande, le germe de la tuberculose humaine.

Mais, en supposant que cette hypothèse soit vraie, le bacille de la fléole est lui-même défiguré et modifié par l'influence du milieu où il vit. Il serait du plus haut, et peut-être aussi du plus pratique intérêt, de remonter au père de tous ces micro-organismes plus ou moins dénaturés par leur état parasitaire. Qui sait si l'on n'arriverait pas ainsi à découvrir les attributs fondamentaux du bacille tuberculeux de telle sorte qu'il fût possible de le combattre efficacement dans le milieu humain ?

Le peu que je viens de dire suffit sans doute à montrer que même la graine de la tuberculose — pour employer l'expression impropre qui a cours — est trouvée plutôt que connue.

Et ceci prouve également que la bactériologie est une science encore jeune, que, dans le vaste et obscur domaine qu'elle embrasse, elle ne fait jusqu'aujourd'hui que marcher à tâtons et que, si elle fournit de précieuses données au médecin et au chirurgien, elle ne pourra de longtemps supplanter, dans la pratique courante, la simple et vieille clinique.

***

Mais si nous ne savons rien de précis sur la graine, ou, pour parler plus proprement, sur l'élément extérieur de la tuberculose, nous n'ignorons pas moins ce qui constitue l'essence même de la maladie ; nous n'avons pas pénétré le mystère de l'imprégnation tuberculeuse, de ce phénomène intime qui différencie, même en l'absence de troubles morbides apparents, un individu tuberculeux d'un autre qui ne l'est pas.

La phase essentielle de toute maladie microbienne qui, en général, passe à peu près inaperçue, correspond à ce qu'on appelle l'incubation. C'est dans le cours de cette période que le travail pathologique s'accomplit dans la profondeur de l'organisme. Passé cette période, les vaccins n'agissent plus. Les symptômes qui apparaissent ensuite sont la conséquence des modifications cellulaires qui se sont produites; ils sont aussi les effets des sécrétions cellulaires et microbiennes qui adultèrent les humeurs et qui tarissent généralement aussitôt la crise passée et l'organisme accommodé à son nouvel état. Mais, je le répète, le phénomène primordial d'une affection microbienne est la rencontre de la cellule étrangère et de la cellule organique, leur accouplement, si j'ose dire, et le trouble qui en résulte dans les énergies cellulaires du sujet infecté.

Pour la tuberculose, l'imprégnation ne se fait pas d'emblée, en une seule fois, et c'est là une exception. Il semble que la cellule humaine soit plutôt réfractaire au bacille de Koch. Ceci est très important à noter, car ainsi peut s'expliquer le caractère aléatoire et précaire de l'immunité de la tuberculose. A mesure que l'organisme se débilite de plus en plus sous des influences quelconques et sous sa propre influence, le bacille le pénètre de plus en plus profondément.

Ce processus lent, par emprises successives, qui est particulier à la tuberculose, rend cette maladie plus obscure encore que toutes les autres. Quand il s'agit de la variole, de la scarlatine ou même de la syphilis, on assiste à la période d'incubation, sans en pénétrer, il est vrai, le mystère et on sait clairement ce qui la suivra. Au contraire dans la tuberculose la période d'incubation est mal définie et on ignore toujours jusqu'à quel point l'organisme s'est laissé imprégner.

Il résulte de ces considérations sommaires que la définition et la description de la tuberculose ne seront sans doute, de longtemps encore, que la définition et la description des affections tuberculeuses.

***

En l'absence d'une doctrine certaine et rigoureusement établie, chacun est libre de comprendre à sa façon la pathogénie de la tuberculose ; chacun peut choisir entre les hypothèses, et même se bâtir un système, en apparence personnel, en empruntant aux uns et aux autres les idées et les conclusions qui lui paraissent les plus acceptables.

La tuberculose me paraît être une imprégnation générale de l'organisme par le bacille de Koch, je dis par le bacille et non par ses toxines dont l'action est secondaire. Cette imprégnation s'effectue en plusieurs fois ; elle est plus ou moins complète suivant la prédisposition du sujet et le nombre des poussées subies.

L'imprégnation tuberculeuse peut rester atypique et ne se manifester que par une déchéance organique générale. Le plus souvent elle finit par créer des affections locales. Là où se trouve un point faible, comme le poumon, ou un point affaibli par un traumatisme, une maladie etc., l'imprégnation tuberculeuse, à l'instar d'autres imprégnations profondes — syphilis, cancer, etc., — peut déterminer la production de granulations spécifiques qui sont l'essence même du tubercule.

Ces granulations, véritable éruption interne, ne sont que des petits amas de cellules dégénérées dont l'arrangement et la disposition sont toujours les mêmes et absolument caractéristiques. Les plus centrales de ces cellules sont privées de vitalité et destinées à se caséifier ; les plus extérieures peuvent au lieu de mourir se transformer en tissu fibreux et enkyster la granulation, ce qui est le processus de guérison.

Les granulations peuvent rester isolées ou se trouver réunies en tubercules plus ou moins volumineux ; on trouve les plus gros tubercules dans le poumon.

On rencontre assez fréquemment des bacilles dans les granulations ; en bien des cas, aussi, toute recherche reste vaine et on n'en découvre point. Il semble donc que le bacille n'intervienne pas comme cause locale productrice de la granulation. Celle-ci, comme les granulations syphilitique, cancéreuse et autres, serait due plutôt à un simple phénomène de dystrophie cellulaire spécifique qui s'accuserait surtout aux points faibles, là où l'imprégnation tuberculeuse générale serait moins bien supportée. Cette dystrophie spécifique suffirait à expliquer la mort de certaines cellules, la segmentation du noyau chez d'autres, leurs changements de forme et de volume, la tendance chez les plus extérieures à forme du tissu fibreux, etc. ; ce n'est pas ici le lieu de traiter en détail un point aussi délicat de pathogénie tuberculeuse.

Le tubercule, même à l'état de crudité, est un milieu de culture favorable au bacille de Koch ; cela suffit à expliquer qu'on l'y rencontre fréquemment.

Quand les tubercules ne s'enkystent pas dans une coque fibreuse, ils arrivent à se ramollir, à se caséifier et font place à des ulcérations sur lesquelles viennent pulluler divers microbes et en particulier le bacille de Koch, qui est déjà dans la place et qui, vivant pour ainsi dire sur son terrain, ne peut manquer d'y prospérer. Ainsi se forment les affections tuberculeuses locales toujours si complexes dans leurs symptômes et si longues dans leur évolution.

Mais il est important de noter que le bacille de

Koch que l'on rencontre en compagnie d'autres microbes dans les abcès tuberculeux, dans les cavernes pulmonaires, etc., n'est plus là bacille imprégnant mais simplement bacille parasite ; le milieu lui est favorable, il y pullule et secrète en grande quantité des toxines qui empoisonnent l'organisme et provoquent des sécrétions cellulaires, lesquelles peuvent être des poisons ou des contre-poisons.

C'est ainsi que le spirochœte que l'on recueille sur le chancre syphilitique ou sur une plaque muqueuse n'est pas non plus un germe imprégnant mais un simple parasite ; au moment où le chancre apparait, l'organisme est bien et dûment syphilisé et immunisé.

Il est évident que les bacilles de Koch qui vivent en parasites dans les foyers tuberculeux peuvent, à un moment donné, devenir les agents de nouvelles imprégnations.

***

Il parait que la tuberculose tue annuellement 150.000 Français. C'est le chiffre officiel admis depuis un certain nombre d'années. Ce chiffre a été récemment discuté à l'Académie et il est question de le vérifier; les uns le trouvent trop fort, les autres prétendent qu'il est au-dessous de la vérité. Si la mortalité tuberculeuse était dans toute la France ce qu'elle est à Paris, il faudrait lui attribuer plus de deux cent mille décès. Mais on sait que les campagnes sont moins atteintes que les villes par le fléau.

L'estimation de la mortalité tuberculeuse sera toujours entachée d'erreur et, en tous cas, fort approximative. Personne n'ignore, en effet, que non seulement dans les villages mais même dans les villes la cause véritable de la mort n'est pas toujours mentionnée sur le certificat de décès. Le médecin qui signe ce certificat est moralement forcé de se conformer au désir de la famille, si ce désir est exprimé.

Je crois que le chiffre officiel est inférieur à la réalité. On meurt beaucoup de tuberculose dans les petits centres industriels, bien plus certainement que dans nombre de grandes villes. Et ces petits centres se multiplient de jour en jour avec le développement de l'industrie et la dissémination forcée des usines. En outre les vices urbains et, en particulier, l'abus de l'alcool s'infiltrent de plus en plus dans les campagnes et même parmi les populations absolument rurales. L'alcool tue moins vite le paysan que l'habitant des villes et des faubourgs. Mais si ces gens robustes supportent assez bien le poison, leurs descendants n'en sont pas moins dégénérés et affaiblis; et en bien des régions, comme la Bretagne et la Normandie, nous assistons actuellement aux méfaits de l'alcoolisme paternel ou ancestral.

Alors, c'est au moins 150.000 personnes que le bacille de Koch extermine, bon an mal an, dans notre doux pays de France. Combien en exterminera-t-il dans dix ans, dans vingt ans, dans un demi-siècle si la mortalité tuberculeuse s'accroît à proportion des causes qui la produisent? Voilà l'énigme de l'avenir, énigme des plus intéressantes puisqu'il s'agit, en somme, du sort d'une civilisation.

***

Au point de vue philosophique, la tuberculose présente un intérêt tout spécial qui réside en ce fait qu'elle ne frappe que les sujets débilités. Il est probable qu'inoculé à dose massive et à un degré de virulence suffisant le bacille de Koch infecterait par surprise même un sujet en parfaite santé. Mais sa manière de procéder dans les conditions ordinaires indique bien qu'il n'a qu'une très faible affinité pour la cellule saine et normale, et qu'à mesure que celle-ci s'affaiblit et dégénère d'une certaine façon, cette affinité augmente et devient dangereuse. On voit aussi que parmi les espèces animales, les espèces domestiques sont seules atteintes, c'est-à-dire les espèces dégénérées par un genre de vie anormal.

Il suit de là que si nous n'avons aucune raison d'être humiliés par la variole, la fièvre typhoïde ou la syphilis qui résultent en somme d'affinités cellulaires que nous subissons, nous devons, au contraire, nous avouer responsables des ravages de la tuberculose. Celle-ci serait évitable si nous vivions en conformité avec les lois naturelles et elle n'existe que par notre faute. C'est elle qui est vraiment, si non pour les individus, au moins pour la collectivité, la maladie honteuse.

DEUXIÈME LECTURE

Les malades.

Les tuberculeux pulmonaires, ceux qu'on désigne vulgairement sous le nom de phtisiques, se distinguent des autres malades par un trait de caractère qui leur est commun presque à tous : ils sont optimistes.

On a prétendu — et la chose est possible — que cet état d'illusion est l'effet d'une aberration mentale qui, elle-même, résulterait d'un empoisonnement spécial des centres nerveux par les toxines tuberculeuses. Le fait est que le tuberculeux n'est jamais hypocondriaque, et n'est pas, d'habitude, enclin au découragement ni à la désespérance. Pour lui, le lendemain existe toujours, un lendemain consolateur. Il n'a pas conscience de sa fin. Quelques heures avant de rendre le dernier souffle, il aura le sourire sur les lèvres et fera des projets. Le bacille semble avoir *charmé* sa victime.

On en voit souvent, de ces malheureux phtisiques, qui regrettent de ne pas avoir observé plus tôt les précautions qu'on leur indiquait. Ils gémissent avec une certaine complaisance sur l'imprudence dont ils ont fait preuve ; ils s'accablent eux-mêmes des plus amers reproches. Mais tout cela est pure comédie. Pour eux, il n'est jamais trop tard : leur maladie sera plus longue, voilà tout. On ne les y reprendra plus. Et quand ils seront guéris, ils seront sages comme des petits saints...

Si d'aucuns, par moments, se désespèrent, leur désespoir n'est jamais tragique. Le phtisique ne se suicide pas, comme le cancéreux. Il est vrai qu'à l'encontre de ce dernier, les grandes souffrances physiques lui sont épargnées. Il se laissera plutôt glisser à la mélancolie, à une mélancolie non exempte d'un certain charme, dans laquelle la vanité trouve son compte et aussi une sorte de sensualité morbide. Il gardera toujours, en parlant de sa fin prochaine et en excitant la pitié de son entourage, un secret espoir qu'il sera de ceux qui s'en sauvent par miracle. Il ne tiendra jamais pour absolument infaillible le fatal oracle d'Epidaure, même quand il aura pu surprendre cet oracle par une indiscrétion ou un malencontreux hasard.

Cet optimisme n'est pourtant pas universel. On rencontre des exceptions, surtout parmi les pères et mères de famille que la phtisie va ravir à leurs enfants. Ces malheureux ont beau avoir leurs centres nerveux imprégnés par les enivrantes toxines, l'amour de leur progéniture et le souci de leur avenir rompent le charme fragile. Ceux-là sont tristes, réellement tristes. Mais, chose curieuse, ils n'éprouvent pas, à l'approche de la mort, cet effroi presque physique, ce sentiment de détresse et cette épouvante dont il arrive que les plus courageux ne peuvent se défendre dans toute autre maladie. Ils ne sentent pas l'œuvre de destruction qui s'accomplit en eux. Ils souffrent, non pour eux-mêmes, mais pour ceux qu'ils laissent ; leur douleur est altruiste et n'empêche pas que leur fin ne soit habituellement très douce et leur agonie colorée, pour ainsi dire, par un rayon suprême d'illusion.

*
* *

Quand il n'est pas emporté par un accident brutal comme une hémoptysie foudroyante, le phtisique s'éteint si paisiblement, il est si beau après sa mort dans la tranquillité de ses traits amincis et affinés par l'extrême consomption que, vraiment, l'on se demande, en certains cas, si c'était bien la peine de tant s'acharner à retenir à la vie cet être que la mort vient d'emporter d'une main si légère loin des misères de l'existence. J'ai entendu moi-même des parents exprimer ce sentiment, après la première crise de larmes, devant le lit où reposait leur enfant qu'ils avaient si longtemps soigné, et avec de si cruelles angoisses.

La physionomie physique et morale du tuberculeux varie beaucoup avec son âge.

Les enfants tuberculeux, chez lesquels la maladie est le plus souvent latente et surtout ganglionnaire, sont presque tous intéressants et sympathiques. Ils sont habituellement, non pas beaux, mais jolis ; leurs traits sont délicats ; leur peau blanche, leurs yeux brillants et expressifs, voilés de longs cils soyeux. Mais ils ont le cou et les membres grêles, les muscles atrophiés, la poitrine étroite et déprimée. Ils sont parfois affligés d'une obésité de mauvais aloi qui ne trompe personne ; on dit que c'est de la « mauvaise graisse ». Ces apparences sont bel et bien dues à la tuberculose soit héréditaire, soit contractée dans le tout premier âge. Les enfants d'alcooliques ou de syphilitiques n'ont point ce cachet-là.

Le cerveau des petits tuberculeux se développe, en général, très hâtivement ; leur intelligence est vive et précoce, leur sensibilité est remarquable. Le poison qui les tuera plus tard est pour leurs cellules cérébrales une sorte d'excitant artificiel. Destinés à vivre peu, ils abrègent les étapes de leur existence, suivant ainsi la loi générale qui proportionne la durée du développement et de la maturation à la durée de la vie totale. Il est bon de révéler aux parents le pourquoi de cette précocité.

Entre six et quinze ans, l'enfant virtuellement tuberculeux est exposé à mourir de tuberculose méningée, mais il devient rarement phtisique. Son tissu pulmonaire est résistant, pourquoi ? Sans doute parce qu'il est encore jeune, c'est tout ce qu'on en sait. Plus tard, ce tissu sera le plus tuberculisable de tous. Il faut pourtant se méfier à cet âge des toux prolongées, des grippes ou des simples rhumes qui n'en finissent pas, des douleurs thoraciques inexpliquées, des points pleurétiques et des épanchements pleuraux. Il s'agit, le plus souvent, en ces cas, de tuberculoses ébauchées. Si le poumon des enfants est peu tuberculisable, il l'est néanmoins dans une certaine mesure. Il se tuberculise légèrement et se guérit le plus souvent. Mais les points touchés constituent des amorces pour la phtisie de l'adolescence.

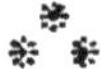

Après quinze ans, et surtout à partir de la vingtième année, commence véritablement l'âge d'élection de la tuberculose pulmonaire. Le type du *poitrinaire*, comme on disait il y a cinquante ans, est l'adolescent.

C'est l'âge où l'on commet le plus d'imprudences, l'âge où les forces organiques se dédoublent pour ainsi dire, une part étant réservée à la conservation de l'espèce, au grand détriment de l'individu s'il n'est pas sain et solide. C'est certainement de 20 à 30 ans que les caractères physiques et moraux que l'on attribue aux tuberculeux sont le plus accusés. Tous ces jeunes gens, toutes ces jeunes filles et jeunes femmes « qui s'en vont de la poitrine » sont d'ordinaire de bons et sympathiques malades, un peu nerveux et capricieux, indociles parfois, surtout s'ils sont de la classe très riche ou de la classe très pauvre, mais, en somme, maniables pour qui sait les prendre, très curieux à observer, dignes de toute la pitié qu'on leur porte, de tous les soins qu'on peut leur prodiguer. En ce qui concerne ceux d'entre eux qui sont des héréditaires ou des tuberculeux du premier âge, il est à remarquer qu'ils ne gardent pas l'avance intellectuelle qu'ils avaient prise et qu'ils devaient à une maturation générale trop hâtive. Cette avance ne dépasse pas généralement la vingtième année, même si la maladie ne s'est manifestée que tardivement. A mesure qu'ils prennent de l'âge ils perdent, sinon leur acuité intellectuelle, du moins leur endurance au travail, de sorte qu'ils se laissent rejoindre et même distancer par leurs contemporains. Le cerveau participe, chez eux, au dépérissement général, et puis il a trop donné dans leurs premières années ce qui est déjà une cause naturelle d'épuisement.

Un second point à noter, c'est qu'à la précocité intellectuelle et affective de la première et de la seconde enfance du tuberculeux succède plus tard la précocité génitale, c'est-à-dire une puberté hâtive et ardente. Les tuberculeux adultes ne sont pas, comme on l'a dit, des embrasés; bien au contraire. Tout dépérit chez eux et toutes leurs fonctions sont alanguies. Beaucoup d'entre eux sont « éteints » ou à peu près à l'âge où l'homme sain est en possession de toute sa virilité. Mais il faut reconnaître que chez le jeune tuberculeux la vie génitale commence de bonne heure. C'est la plante étiolée qui se hâte de donner sa fleur et ses fruits. Cet être fragile s'intéresse vite aux choses de l'amour. Des petits adolescents de 15 ans, des fillettes de 13 à 14 ans nouent des intrigues, éprouvent et inspirent de véritables passions. Ou bien ils s'adonnent à de funestes habitudes solitaires. Une sorte de fatalité les pousse sur la pente du vice qui est, en même temps, la pente de la maladie et de la mort. Il apparaît ainsi manifestement que leur destinée est de vivre vite et de vivre peu.

***

En avançant en âge, le tuberculeux se banalise et tend à ressembler de plus en plus aux autres malades. Les énergies spécifiques du bacille de Koch et de ses toxines ont sans doute moins de prise sur la cellule humaine à mesure qu'elle vieillit. Entre 40 et 50 ans le phtisique devient insensiblement un chronique vulgaire. Les poussées de tuberculose deviennent plus rares et moins profondes ; la maladie résulte surtout des lésions acquises qui restent fréquemment stationnaires. On voit pourtant jusqu'à 45 ans et même un peu au-delà des tuberculoses pulmonaires assez vives, mais le fait est rare.

Au moral, le tuberculeux de l'âge mûr est plutôt un être grincheux. L'habitude de se soigner le rend méticuleux et maniaque sur toutes choses. C'est à lui que convient le reproche d'égoïsme que Daremberg applique à tous les tuberculeux. L'exaltation des cellules cérébrales due à l'action des mystérieuses toxines n'existe plus qu'à un faible degré et fait même place chez certains à une réelle dépression, à un amoindrissement de la mentalité. A cet âge aussi l'estomac subit aisément l'influence sympathique du poumon. De là les idées noires de la dyspepsie et parfois, le banal effroi de la mort. En vérité, le tuberculeux devrait mourir jeune ou guérir.

Passé la cinquantaine, le malade et la maladie vieillissent concurremment. Je dis que la maladie vieillit en ce sens qu'étant moins renouvelée et devenant de moins en moins microbienne, elle perd de plus enplus son caractère primitif, sa physionomie originelle. Quant au malade, la fâcheuse sclérose altère prématurément ses vaisseaux, son cœur et ses reins. Il aura des congestions, des hémorragies, il sera emphysémateux, rhumatisant, bref, il ressemblera à beaucoup de vieillards ordinaires.

Il arrive souvent que les tuberculeux de la cinquantaine, s'ils ne sont pas trop touchés, s'ils se conduisent prudemment et surtout s'ils ont la chance de devenir franchement arthritiques, parviennent à la soixantaine sans encombre, gras ou maigres — plutôt maigres en général, — assez bien conservés, en somme, et vivant une vie très supportable.

Ces vieillards, que l'âge de leurs cellules bien plus, sans doute, que leurs anciennes imprégnations tuberculeuses, immunise contre de nouvelles offensives bacillaires, sont plus nombreux qu'on ne le croit généralement; ils passent pour de simples catarrheux et personne ne soupçonne qu'ils sont de vieux phtisiques; le médecin lui-même s'y trompe à l'occasion. Ces pauvres vieux vivent en paix avec leur antique ennemi qui a déposé les armes et se contente d'occuper le terrain conquis. Il ne faut pas trop les soigner. Ils se tirent d'affaire tout seuls, avec un peu d'hygiène. La vie active étant finie pour eux, ils n'ont plus à redouter la fatigue et le surmenage; il suffit qu'ils évitent les refroidissements. A cela se bornent, à peu près, toutes les précautions utiles. Certains jeunes praticiens, enflammés d'un beau zèle et fiers d'avoir fait un diagnostic, les traitent activement, leur font absorber de la créosote, des arsenicaux, etc. C'est très imprudent. Le résultat le plus habituel de ces interventions malencontreuses est d'abréger la vie du malade. La phtisie sénile ne demande aucune médication. Mais il faut savoir la reconnaître pour recommander les mesures prophylactiques convenables à l'entourage et à la famille. Ces pseudo-catarrheux sont en effet très contagionnants. Sur leurs vieilles lésions, souvent très étendues et très ulcérées, pullulent les colonies microbiennes et, comme ils expectorent beaucoup et ne pèchent pas habituellement par excès de précautions et de propreté, ils sèment autour d'eux d'innombrables bacilles. Les enfants, en particulier, sont fréquemment contagionnés par de vieilles bonnes ou gardes atteintes d'une tuberculose ignorée.

***

Je disais plus haut, en terminant la précédente lecture, que la société était responsable des progrès effrayants de la tuberculose, que celle-ci était fille de la civilisation. C'est, en effet, un tort d'incriminer systématiquement les tuberculeux eux-mêmes, comme on le fait trop souvent. Il est à remarquer, au contraire, que nombre de ceux qui succombent à la phtisie pulmonaire et plus encore à toute autre affection tuberculeuse, l'ont moins mérité que beaucoup d'autres. A côté de ceux qui paient leurs propres imprudences, combien ne font qu'expier les imprudences et les fautes de leurs parents ! Combien ont été forcés d'accomplir des besognes trop lourdes pour leurs forces et pour leur âge ! Combien aussi ont été entraînés presque inconsciemment sur la pente du vice par l'exemple, par les circonstances, par une mauvaise éducation, par la misère, par de néfastes hérédités ! Ajoutez enfin à ces innocents ou à ces demi-fautifs tous les contagionnés directs qui n'ont à se reprocher que leur étourderie ou leur dévouement, et vous conviendrez qu'en somme les tuberculeux qui ont mérite leur maladie sont plutôt rares. La plupart portent la peine de fautes que d'autres ont commises.

Ainsi ces malheureux, dont le nombre s'accroît de jour en jour, ne sont pas seulement les plus attachants des malades, les plus idéalisés des êtres souffrants ; ils en sont encore les plus pitoyables, les plus dignes de la commisérationtion générale, parce qu'ils sont les victimes, souvent innocentes, d'une calamité sociale que la civilisation moderne a créée et dont sont responsables tous ceux qui bénéficient des avantages de cette civilisation.

TROISIÈME LECTURE

Les Médecins.

Les modestes praticiens de campagne, les médecins de petite ville et de quartier, sur qui retombent tous les fardeaux et toutes les duretés de la profession, n'ont guère le temps ni le goût de soigner de près les tuberculeux. Ces malades leur paraissent plutôt ennuyeux parce qu'ils vont généralement de mal en pis et deviennent entre leurs mains indociles, infidèles, décourageants de toutes façons. N'ayant souvent ni les moyens ni l'autorité nécessaires pour faire de bonne et utile besogne, ils les visitent à regret, le plus rarement possible. Chacune de ces visites est une corvée. Heureux sont-ils, en quittant leur malade, lorsque, bien inspirés, ils ont trouvé quelque chose de neuf à dire ou à conseiller.

Les cas de guérison sont malheureusement trop rares dans la clientèle courante, parce que les malades consultent rarement assez tôt. Rarement aussi on rencontre chez eux la persévérance sans laquelle le succès est impossible.

En somme, et pour dire franchement la vérité, les médecins dont je parle, s'ils sont très occupés, comme c'est ordinairement le cas, considèrent les tuberculeux comme les plus fâcheux de leurs clients.

Quelques-uns pourtant font exception. Ce sont ceux qui, en vertu d'une vocation spéciale, ont la *curiosité* de la tuberculose, ce qui leur fait aimer les tuberculeux.

Cette vocation existe ; elle est due le plus souvent à ce que dans l'entourage direct du médecin, parmi ses proches ou ses intimes, la tuberculose a fait des victimes. Cela peut suffire pour éveiller dans un esprit ouvert cette curiosité qui peu à peu grandit et finit par orienter une vie et une carrière. Ceux-là souffrent énormément des moyens précaires dont ils disposent pour soigner leurs chers malades.

Beaucoup mieux partagés sont les médecins

consultants des grands centres ou de certaines stations, qui se sont faits de la phtisio-thérapie une spécialité. Ils peuvent en effet se consacrer uniquement aux tuberculeux ; ils ont le loisir de les observer et d'y penser. Ils lisent, prennent part aux conférences scientifiques, n'ignorent aucune découverte, sont toujours au courant des progrès de la science. Ils peuvent, à l'occasion, se permettre des essais thérapeutiques, voire même se livrer à des recherches de laboratoire. Ces privilégiés ont pourtant eux-mêmes certains déboires, car les malades leur échappent souvent. Leur clientèle est capricieuse et inconstante ; les tuberculeux qu'ils soignent ont été vus par d'autres et d'autres les soigneront après eux. Ils ne peuvent, étant simplement consultants, gagner la confiance entière du client, le suivre jusqu'à complète guérison ou lui procurer les derniers soulagements, le réconfort moral des derniers jours. Le médecin consultant n'est, comme son nom l'indique, qu'un conseil : il ne saurait être un tuteur. Son rôle est restreint. Il est trop loin de son malade pour qu'il puisse s'apitoyer et se passionner.

L'idéal pour le vrai médecin de tuberculeux,

c'est le sanatorium. Qu'il s'agisse de riches ou de pauvres, de payants ou de non-payants, peu importe. Il a ses malades sous les yeux et sous la main. Du matin au soir et du soir au matin il les sait tout près de lui, il les couve de sa sollicitude ; il les observe continuellement, les connaît à fond au physique et au moral, s'aperçoit des moindres changements qui surviennent en eux. Il lit dans leurs yeux, dans leur physionomie, dans leurs gestes, dans leurs façons d'être ; il multiplie à son gré les explorations médicales. Leur pouls, leur température, leur poids, leurs sécrétions, leur sommeil, leur appétit, il peut se rendre compte de tout ; il peut tout voir et tout savoir, tout scruter et contrôler, autant qu'il est utile et autant qu'il lui plaît. Cette créature souffrante s'est abandonnée à lui, elle est sa chose pour le moment. C'est lui qui a la mission de veiller sur elle dans cette retraite volontaire et de lui rendre, si possible, sa place au soleil des vivants. Elle vit sous son toit ; elle ne respire, ne mange, ne boit, ne dort que d'après ses conseils et ses indications ; elle ne pense même, jusqu'à un certain point, que ce qu'il veut qu'elle pense. Il la domine dans son corps et dans son âme et cette espèce de suggestion constante sur un être que sa maladie rend particulièrement nerveux et vibrant est sans doute un réel élément de succès pour la cure.

Le médecin de sanatorium, s'il a la vocation, *s'il travaille avec amour*, est vraiment heureux. Il vit dans un monde à part, au milieu de ses malades, dans sa sphère à lui, comme l'astronome dans ses étoiles. Il a de quoi satisfaire son esprit et son cœur, sa conscience d'homme et de savant.

QUATRIÈME LECTURE

Tuberculose et hérédité.

Ouvrez n'importe quel traité de pathologie datant de quarante à cinquante ans et vous constaterez qu'en ces temps-là l'hérédité tuberculeuse était admise comme un dogme. C'était une vérité qui sautait aux yeux de tous, savants et profanes, tellement prouvée par les faits quotidiens, tellement évidente et banale que personne ne songeait à la discuter sauf de rares originaux, comme Louis qui, se plaçant à un point de vue purement philosophique, niait qu'aucun germe pût être contaminé.

Et cette opinion avait été celle de tous les médecins, dans tous les temps et dans toutes les contrées. Les certitudes ne sont guère nombreuses en médecine ; l'hérédité de la tuberculose en était une.

En 1865, il se produisit un *fait nouveau*. Villemin donna la tuberculose à des cobayes, à des lapins et à des chiens en leur inoculant de la matière tuberculeuse. Bien plus, il réussit à infecter ces animaux en les faisant vivre sur une litière souillée de produits tuberculeux. Dès ce jour, la contagion de la tuberculose était scientifiquement démontrée. Le dogme de l'hérédité en fut ébranlé. On vit une incompatibilité entre ces deux termes, hérédité et contagion. Du moment que le bacille était l'agent nécessaire et primordial de la tuberculose, qu'il était à lui seul, croyait-on, toute la maladie, il était indispensable, pour qu'il y eût hérédité, que le bacille pût passer des parents à l'enfant. Comment? Par quelle voie? Par le spermatozoïde? Par l'ovule? Mais jamais ni dans l'un ni dans l'autre germe on n'a pu trouver ce bacille. Et du fait même de sa pénétration, si elle était possible, le spermatozoïde et l'ovule seraient altérés assez profondément pour n'être plus des cellules germinatives. Par le sang de la mère? Mais on sait que le sang ne contient guère de bacilles de Koch et que, d'autre part, le tissu placentaire est normalement imperméable à ces micro-organismes. D'ailleurs ce ne serait plus là de l'hérédité, mais de la contagion intra-utérine. Que pouvait-on répondre à ces arguments ? Rien, et il est certain que les adversaires de l'hérédité tuberculeuse auraient entièrement raison si cette hérédité devait s'entendre uniquement de la transmission héréditaire du bacille. Mais nous verrons plus loin que l'hérédité tuberculeuse peut et doit s'entendre autrement. Elle n'est ni un processus actuel d'infection ni une simple prédisposition.

Il fut ainsi décidé que ce qui avait été un dogme scientifique et une croyance populaire pendant vingt siècles était une pure erreur et que l'hérédo-tuberculeux n'existait pas.

Restait à expliquer pourquoi les descendants des tuberculeux sont plus exposés que d'autres à la tuberculose.

La chose est bien simple. On sait que la tuberculose n'atteint, en règle générale, que les débilités, les prédisposés. Or, la tuberculose des parents est une cause puissante de débilitation pour les enfants. Cette débilitation n'aurait d'ailleurs rien de spécifique ; elle serait tout simplement un état d'infériorité organique, analogue à celui que peuvent léguer à leurs descendants des parents alcooliques, cancéreux, usés par le travail et les privations, etc. Telle serait l'origine toute banale de l'apparente hérédité de la tuberculose.

Mieux que cela : les enfants vivant ordinairement avec leurs parents, et en intimité d'autant plus grande que la maison est plus pauvre, la contagion familiale doit être nécessairement fréquente. Voilà, disent les anti-héréditaires, ce que l'on ne pouvait deviner au temps où la contagion de la tuberculose n'était pas connue ou au moins n'était pas démontrée scientifiquement. Et l'on attribuait à l'hérédité la grande mortalité des enfants de phtisiques, alors que la contagion familiale, favorisée par une prédisposition constitutionnelle, suffit amplement à en rendre raison.

Ces explications semblent tout expliquer, et S. Berheim, dans son traité si véritablement classique de la tuberculose, a pu écrire les lignes suivantes : « 1° l'hérédité du germe n'existe pas dans la tuberculose ; 2° la prédisposition du terrain n'est pas plus spéciale aux tuberculeux qu'à tout autre sujet né d'un malade diathésique ; 3° toutes les tuberculoses sont gagnées par la contagion. »

***

Quelques bons esprits ont toutefois protesté contre la nouvelle doctrine. Ils ont pensé que le procès avait été jugé un peu vite et, sans doute, aussi un peu légèrement. Il eût mieux valu, d'après eux, ne pas trancher si brutalement la question et chercher tout d'abord à concilier le vieux dogme de l'hérédité avec le dogme nouveau de la contagion.

La science progresse, c'est vrai, et en progressant elle a le droit de rejeter des erreurs que le temps ne rend pas respectables. Mais, sur la question de l'hérédité tuberculeuse, la doctrine nouvelle, si rapidement éclose, violentait, si je puis dire, la croyance de l'humanité tout entière. Et si le consentement universel ne fait pas autorité en matière scientifique, il convient néanmoins de tenir un grand compte de l'opinion des « profanes », quand cette opinion apparaît si persistante, si absolue, si unanime, et quand il s'agit, en somme, de simples faits d'observation. Les profanes observent bien parce qu'ils observent impartialement, passivement, sans parti-pris doctrinal. Et il est arrivé maintes fois que la sagesse de tous s'est montrée plus sagace et plus sûre que la science des savants.

***

Il est certain que, de prime abord et en se dégageant de toute idée préconçue, l'esprit n'est pas entièrement satisfait de cette conception qui réduit l'influence de la tuberculose parentale à une simple et banale prédisposition de terrain chez le descendant. Non, vraiment, les enfants de phtisiques, quand ils ne sont pas indemnes, ne semblent pas être seulement délicats, chétifs, bacilliphiles. Ils naissent avec une marque spéciale, la marque de la tuberculose. Pour qui sait voir, leur débilité n'est pas quelconque, elle ne ressemble à aucune autre.

Chacun connaît les stigmates de l'hérédité tuberculeuse ; on a essayé de les expliquer par ce qu'on a appelé l'hérédité dissemblable ou hétéromorphe. L'enfant n'hériterait pas de la tuberculose mais seulement de certaines conséquences de la tuberculose.

Ainsi, d'une part l'on admet une prédisposition de terrain pour rendre compte de la grande mortalité tuberculeuse parmi les enfants de phtisiques ; et, d'autre part, on invoque, pour expliquer le cachet spécial de l'hérédité tuberculeuse, une dystrophie cellulaire plus ou moins spécifique qui serait due à l'action des toxines sur les cellules germinatives.

Que de subtilités et de complications pour ne pas admettre qu'un enfant de tuberculeux peut être héréditairement tuberculeux, ainsi qu'on l'avait cru jusqu'aujourd'hui !

Je voudrais essayer, dans la suite de cette lecture, de montrer qu'on a eu peut-être tort de se laisser hypnotiser par le bacille, de croire qu'une maladie microbienne ne peut exister que là où existe actuellement le bacille et de limiter la portée de l'infection bacillaire à une seule génération, oubliant ainsi qu'entre une génération et la suivante il y a continuité d'éléments anatomiques.

*
* *

Avant d'aller plus loin dans la question de l'hérédo-tuberculose, il serait utile, peut-être, de dire un mot de l'hérédité en général, physiologique et pathologique.

Sans prétendre l'expliquer le moins du monde, voici comment il me semble qu'on peut comprendre le phénomène de l'hérédité. Je me garderai de toucher au fond du problème que je considère comme inabordable pour moi et, ce qui me console, pour bien d'autres.

Tout organisme animal peut être considéré comme une *famille de cellules* issue de deux cellules fusionnées en une seule par le fait de la fécondation. Chacune de ces deux cellules parentes faisait partie intégrante, avant la fécondation, de deux autres familles de cellules. De sorte que toutes les cellules qui constituent l'être nouveau et toutes celles qui constituent les deux êtres dont il provient forment une chaîne ininterrompue dont le spermatozoïde et l'ovule ne sont que des anneaux.

Quel que soit le nombre de cellules dont l'ensemble compose un organisme et quelles que soient leurs diverses adaptations fonctionnelles, il est raisonnable de penser qu'elles restent, dans leur vie élémentaire, solidaires entre elles et en communication intime les unes avec les autres. Cette solidarité est indépendante de toutes les relations organiques qui s'établissent entre groupes de cellules par l'intermédiaire des milieux fluides et des conducteurs nerveux, relations plus grossières qui ressortissent à la vie collective de l'agrégat cellulaire. Par solidarité entre cellules, j'entends le *contact proprement protoplasmique* tel qu'on le conçoit aisément dans un agrégat cellulaire qui au lieu de constituer un type spécifique, un être composé d'organes nombreux et différenciés, ne serait qu'une masse homogène et illimitée de plastides identiques, un assemblage de cellules-sœurs.

Ceci étant admis, on comprend que toute influence extérieure qui tend à modifier une certaine quantité de cellules puisse, si elle est suffisante, retentir sur la famille cellulaire tout entière. Toutes les cellules se trouveront ainsi modifiées dans leur constitution intime ou, si l'on veut, dans l'état dynamique de leur protoplasma. Mais ces modifications se traduiront différemment suivant le milieu où vivent telles ou telles cellules, suivant, aussi, les altérations plus ou moins profondes qui résultent de leurs adaptations fonctionnelles.

Il arrivera que tel groupe cellulaire sera modifié sans que rien n'en paraisse au dehors. D'autres fois, au contraire, la modification d'un organe sera accompagnée d'une autre absolument inattendue et apparemment dissemblable d'un organe différent, parce que rien n'aura entravé dans ce dernier cet effet partiel d'une cause générale. C'est ainsi que peuvent s'expliquer les phénomènes de corrélation au sujet desquels Darwin écrivait il y a cinquante ans des pages si intéressantes.

Les causes physiques ne produisent que des variations très lentes sur les organismes animaux. Autrement rapide et puissante est l'action des cellules vivantes et de leurs produits.

C'est ainsi qu'à l'époque de la puberté, l'apparition des cellules reproductrices, — cellules neutres évoluées et douées de propriétés protoplasmiques nouvelles, — détermine dans la totalité des cellules qui composent un organisme, une transformation définitive d'où résulte l'état adulte. Je sais bien que la puberté est un ensemble de caractères acquis lentement à travers les âges, que ces caractères sont liés entre eux par une étroite connexité et que l'apparition du spermatozoïde et de l'ovule est, en quelque sorte, un phénomène initial, la cause déterminante des autres phénomènes. Cela n'empêche pas que cette cause soit réelle et nécessaire et, dans une certaine mesure, efficiente. Il n'est pas douteux que les nombreuses variations qui, dans la suite des temps, ont eu pour résultat cet ensemble de caractères qui est la puberté, aient eu pour point de départ la spécialisation de certaines cellules, devenues des cellules germinatives. Ce que nous voyons dans l'individu est le raccourci de ce qui s'est accompli dans l'espèce. L'action transformatrice de la cellule germinative sur l'organisme nous apparaît plus saisissante, parce que la crise qu'elle provoque s'effectue sous nos yeux en un court laps de temps. Elle n'en est pas moins une réalité.

C'est ainsi encore, — et les réflexions précédentes s'appliquent à ce second exemple, — c'est ainsi dis-je, que la fécondation a pour effet presque immédiat de transformer toute la

3.

masse cellulaire qui constitue l'organisme femelle. La cellule mâle se fusionne avec l'ovule ; les deux n'en font plus qu'une qui s'implante sur la paroi utérine. Le protoplasma du spermatozoïde se trouve être ainsi en rapport avec le protoplasma de l'organisme fécondé. L'action de cette greffe ne tarde pas à se manifester, et cette action s'étend à la totalité des organes. C'est une prolifération cellulaire générale qui peut parfois être excessive et donner lieu à certains inconvénients comme la pléthore sanguine, l'obésité, etc., mais dont la nature, en ses processus mystérieux, a tiré parti pour mener à bien l'œuvre de génération.

Il faut bien admettre que cette greffe de l'élément mâle sur le tissu utérin modifie toutes les cellules de l'organisme femelle, y compris les ovules eux-mêmes, puisque, plus tard, un de ces ovules, fécondé par un spermatozoïde d'une autre provenance, pourra reproduire certains traits constitutionnels du premier père. Je ne vois pas comment l'on pourrait expliquer autrement cette ressemblance que l'on désigne, un peu vaguement, sous le nom de « fait d'hérédité par influence ».

Cette solidarité intime, familiale, de tous les éléments cellulaires qui composent un organisme, permet ainsi, non pas d'expliquer, mais de concevoir ce que peut être l'hérédité. Du moment que toutes les cellules reçoivent l'empreinte de toutes les influences modificatrices, les cellules reproductrices ne doivent pas faire exception. Au contraire, celles-là sont les cellules types, sans emploi actif, qui ne sont altérées par aucune adaptation fonctionnelle permanente, que la sélection naturelle a dû rendre plus aptes à enregistrer, pour ainsi dire, toutes les variations d'une certaine importance, l'évolution d'une race ou d'une espèce n'étant possible qu'à cette condition.

***

Toute cause de variation organique peut et doit, en somme, être considérée comme une énergie extérieure capable de s'adapter aux énergies que contient le protoplasma et d'en modifier plus ou moins l'orientation.

Une cause de variation, quelle qu'elle soit,

lorsqu'elle est assez puissante et que son application est d'assez longue durée agit, comme nous l'avons dit, sur toute la masse cellulaire d'un organisme et produit là où rien ne la contrarie, une modification réelle, un caractère nouveau, — ailleurs, se combine avec les énergies existantes et devient force banale, accroissante ou neutralisante, — enfin, dans les cellules reproductrices qui sont, un peu grossièrement, comparables à des accumulateurs de forces, s'ajoute aux énergies existantes et devient, comme elles, énergie latente et pour ainsi dire, potentielle.

Toute cause de variation trop faible ou d'une adaptation trop imparfaite pour produire en quelque point de l'organisme une modification réelle est sans retentissement sur les cellules germinatives.

Si un caractère acquis plus ou moins anciennement vient à disparaître, l'énergie correspondante disparaît des cellules reproductrices, la disparition de ce caractère étant, en réalité, l'effet d'une nouvelle variation. Il en reste pourtant parfois des traces qui sont l'origine de certains vertiges de caractères et d'organes.

La fusion du spermatozoïde et de l'ovule, a

souvent pour effet de neutraliser certaines de leurs énergies protoplasmiques ou au contraire de les renforcer. Ce qui arrive le plus fréquemment c'est la disparition par suite de cette fusion, de variations superficielles, particulières à des groupes restreints ou à des individus.

Enfin, sans qu'on puisse mettre en cause l'amphimixie ni aucune autre influence connue, il n'est pas rare que des variations récentes, comme les imprégnations morbides, soient transmises à certains individus d'une même lignée et non à d'autres, ou qu'elles soient transmises inégalement aux divers membres de cette même lignée. Cela dépend de circonstances qu'il est, sans doute, impossible d'analyser.

***

Des considérations précédentes, il résulte qu'une cellule reproductrice soit mâle, soit femelle, — nous n'avons aucune raison péremptoire pour ne pas mettre l'une et l'autre sur le même rang, — contient :

1° Les énergies élémentaires communes à toute cellule vivante ;

2° Les énergies spécifiques qui se sont ajoutées les unes aux autres dans la suite des temps, à mesure que naissaient les caractères nouveaux dans les formes organiques qui se succédaient par voie de génération ;

3° Des énergies particulières correspondant aux caractères des groupes humains, races et familles ;

4° Des énergies récentes correspondant aux variations survenues pendant l'existence même de l'individu actuel ; celles-là sont destinées, pour la plupart, à s'éteindre par le fait même de la fécondation ; les moins fugaces sont celles qui sont nées de variations d'ordre pathologique et surtout d'ordre microbien ; certaines d'entre elles ont une réelle tendance à persister ;

5° Des traces d'énergies disparues.

Comment cette masse infinitésimale de protoplasma peut-elle être un pareil centre d'énergies ? C'est là qu'est précisément le mystère, c'est là que nous touchons à l'inexplicable. Et ce sera pour nous le mystère et l'inexplicable jusqu'au jour où nous pourrons acquérir une notion adéquate de l'essence de la matière.

***

Par le fait même de la fécondation qui les fusionne, les deux cellules reproductrices entrent en activité, leurs énergies latentes et accumulées réalisent chacune leur effet et il en résulte cette série d'ébauches qui aboutit à un type nouveau, reproduisant, s'il est réussi, tous les caractères fondamentaux de l'espèce et certains caractères de race, de famille et individuels, plus ou moins défigurés par les combinaisons amphimixiques et les mille hasards et circonstances qui ont pu influer sur la constitution des germes, antérieurement à leur fusion, dans leur fusion même, et après. Au fur et à mesure que se développent dans le cours de la vie intra-utérine les énergies potentielles accumulées dans les cellules reproductrices, les caractères qui se sont produits successivement parmi les innombrables ascendants de l'être en formation et qui ont persisté paraissent, s'accentuent et deviennent définitifs ; c'est tout le passé de l'espèce qui se déroule dans ses grandes lignes et non sans de nombreuses lacunes correspondant aux caractères disparus. A n'importe quel moment précis de sa vie fœtale, l'être nouveau se trouve être dans le même état organique que le type autrefois existant auquel sa forme correspond; l'énergie suivante agira donc sur cette ébauche comme la cause de variation qui l'a produite a agi dans le passé sur le type en question. Elle produira la même modification, générale dans sa portée, localisée dans son résultat.

Les diverses énergies, élémentaires, spécifiques, etc., se trouvant, pour ainsi dire, superposées dans l'ordre des temps où elles se sont produites, il arrive nécessairement que les dernières, celles qui sont purement individuelles, se manifestent en dernier lieu et non seulement à la fin de la vie intra-utérine mais même dans le cours de l'existence. C'est le cas de la syphilis héréditaire tardive. La cellule reproductrice a laissé à l'agrégat cellulaire une énergie latente qui pourra, dans la suite, ou s'effacer ou se développer suivant les circonstances.

*
* *

Les variations individuelles d'ordre physique s'éteignent généralement avec les individus et bien qu'elles soient l'origine des caractères spécifiques, ne passent aux descendants que dans une infime proportion. Imaginez une colonie d'Européens blonds transplantée sous les tropiques : le soleil les brunira. Mais bien des générations seront nécessaires pour que cette race blonde devienne race brune et que les enfants naissent bruns et pigmentés.

Il n'en est pas de même pour les variations d'ordre pathologique et surtout d'ordre microbien.

La cellule-bacille modifie rapidement et profondément la cellule animale. Il s'agit là d'une imprégnation presque immédiate. J'emploie ce terme imprégnation à défaut d'autre ; on lui a donné différents sens qui pourraient induire en erreur. Ce que je veux faire entendre par ce mot, c'est l'acte cellulaire par lequel les énergies protoplasmiques de la cellule-bacille réagissent sur les énergies protoplasmiques de la cellule animale, le résultat de cet acte étant une modalité dynamique nouvelle de cette dernière, un véritable caractère nouveau, plus ou moins profond et durable.

L'imprégnation est-elle due au microbe seul, ou au microbe et à ses toxines ? Il est vraisemblable que le microbe remplit le rôle principal mais que certaines de ses toxines prolongent et accentuent son action en vertu de l'énergie propre qu'il leur a dispensée. Sans vouloir assimiler des phénomènes d'ordres si différents, on pourrait comparer ces toxines à des solutions de substances radio-actives qui partagent les propriétés de ces substances elles-mêmes.

C'est ainsi que la tuberculine, qui agit sur des cellules déjà imprégnées et n'agit pas sur des cellules normales ne fait, en somme, qu'accentuer l'action du bacille de Koch, au moyen d'une *force* qui provient de ce bacille ; mais c'est bien ce dernier qui semble avoir fait *varier* la cellule, l'avoir, en quelque sorte, sensibilisée ; la preuve en est qu'un organisme non tuberculeux ne réagit pas à la tuberculine.

Quoi qu'il en soit, il ne paraît pas douteux que le caractère nouveau acquis par la cellule animale à la suite d'une imprégnation microbienne puisse être, en certains cas, transmissible par hérédité. Cette transmissibilité semble être en rapport avec la profondeur de l'imprégnation et plus encore avec la lenteur du processus d'imprégnation. Dans les maladies microbiennes aiguës, ce processus est sans doute trop rapide pour que les cellules reproductrices en gardent une empreinte. Il en est autrement quand il s'agit de la tuberculose qui procède par imprégnations successives, lentes, je dirais presque laborieuses. Pendant ce long travail, il y a des chances pour que le spermatozoïde et l'ovule emmagasinent ce que j'appelle l'énergie correspondante. Et il en résulte que le produit est composé de cellules semblables aux cellules parentales, c'est-à-dire de cellules bacillisées ; ses éléments anatomiques reproduisent cette *variation morbide qu'est la tuberculose*. Il continue, si l'on veut, la maladie de son géniteur ou de ses géniteurs, avec, évidemment, une certaine atténuation que le passage d'une génération à une autre imprime toujours aux caractères physiologiques ou pathologiques récemment acquis.

On objectera que cette altération cellulaire

transmise par l'hérédité n'est qu'une dystrophie plus ou moins spéciale due à la tuberculose mais n'est pas la tuberculose, et on donnera comme preuve que l'altération analogue transmise à leurs descendants par des parents syphilitiques n'est pas la syphilis, puisque les hérédo-syphilitiques qui n'ont pas hérité de la graine peuvent contracter la syphilis.

L'argument est spécieux. Mais sait-on si les hérédo-syphilitiques ne sont pas, jusqu'à un certain point, immunisés ? En passant d'une génération à la suivante, comme je le disais plus haut, les caractères nouveaux s'atténuent. De même que l'hérédo-syphilitique est moins infecté que ses ascendants, de même il peut ne jouir qu'en partie de l'immunité que confère l'infection. L'immunité acquise est d'ailleurs un caractère toujours précaire et transitoire. Ne voit-on pas que pour les maladies aiguës comme la variole, la typhoïde, la diphtérie, la rougeole etc., elle est loin d'être nécessairement définitive ? Comme il n'existe, en somme, aucun rapport absolu et invariable entre une infection donnée et l'immunité qu'elle procure, on peut très bien admettre qu'une infection profonde comme la syphilis se transmettre par hérédité sans que l'immunité de l'ascendant soit transmise elle-même au descendant, au moins dans une mesure équivalente.

***

Mais qu'est-ce qu'un hérédo-tuberculeux ? Et en quoi peut consister cette tuberculose cellulaire dont il serait atteint ?

Je n'insisterai pas sur les stigmates de la tuberculose héréditaire ; chacun les connaît. Ces stigmates sont l'expression d'une véritable cachexie tuberculeuse dont l'enfant hérite d'*emblée* avant toute affection spécifique localisée.

Le point de doctrine que je voudrais non pas prouver, que prouve-t-on, en médecine, par le raisonnement ? mais faire ressortir comme vraisemblable, admissible et réellement satisfaisant pour l'esprit, est celui-ci : la *tuberculose héréditaire peut, sans le bacille, produire des tubercules.*

On sait que la granulation tuberculeuse n'a de réellement spécial que la disposition des éléments anatomiques qui la constituent et qu'on retrouve des formations analogues dans d'autres états morbides qui ne relèvent en aucune façon du bacille de Koch.

On sait aussi que les granulations tuberculeuses ne renferment pas toujours des bacilles de Koch ; il est même fréquent de ne pas en rencontrer dans les granulations nouvelles, à l'état de crudité.

On peut donc supposer raisonnablement que les granulations tuberculeuses sont le produit des cellules elles-mêmes préalablement bacillisées, j'allais dire fécondées par le bacille ; leur éclosion en tel ou tel point de l'organisme ne serait nullement liée à une action directe et locale du bacille de Koch.

Un organisme une fois bacillisé peut, sous des influences diverses, engendrer des tubercules, comme un organisme syphilisé engendre des gommes. En ce qui concerne la tuberculose, maladie peu immunisante, une poussée nouvelle peut être due à une nouvelle bacillisation, mais plus fréquemment, sans doute, elle est due à une cause banale de dépression organique, fatigue, privation, etc.

Maintenant pourquoi limiter, ainsi que je le

disais plus haut, à une seule génération la portée d'une infection bacillaire ? Si les cellules génératrices étaient fortement imprégnées, l'imprégnation des cellules qui en sont issues et qui constituent l'organisme nouveau ne peut-elle être suffisante pour qu'elles jouissent de l'aptitude à engendrer des tubercules ?

Voilà bien, ce me semble, si mon hypothèse est exacte, la véritable hérédité tuberculeuse.

L'hérédité de graine est un non-sens, la graine ne faisant pas partie intégrante de l'organisme parental. J'avoue ne pas comprendre que tant d'expériences aient été faites pour démontrer que cette graine pouvait ou ne pouvait pas être transmise par voie générative. Et qu'ont démontré ces laborieuses expériences ? Que cette transmission est exceptionnelle et pour ainsi dire accidentelle !

Dans l'hérédité dissemblable hétéro-morphe, il n'est nullement question de maladie transmise héréditairement, mais simplement de conséquences plus ou moins banales de l'infection parentale subies par les générations suivantes.

L'imprégnation cellulaire qui passe d'une génération à une autre et capable d'engendrer à elle seule le tubercule et de produire les affections tuberculeuses mérite seule le nom d'hérédo-tuberculose.

Cette conception rend compte des faits quotidiennement observés et concilie la notion ancienne et réellement inébranlable de l'hérédité tuberculeuse avec la doctrine microbienne qui est aujourd'hui scientifiquement demontrée.

La tuberculose, maladie microbienne et contagieuse, n'en reste pas moins la plus héréditaire des maladies.

CINQUIÈME LECTURE

Tuberculose et Contagion.

Voici, entre beaucoup d'autres, un fait que j'ai observé personnellement.

Le nommé G... se marie à vingt ans et quelques mois avec une demoiselle R... et, peu après, est appelé sous les drapeaux. Il est robuste, sa femme aussi. Ni l'un ni l'autre ne se connaissent parmi leurs ascendants ou proches collatéraux aucun parent tuberculeux. Père et mère vivent encore, sauf le père de G..., qui a succombé à une hernie étranglée.

G... prend la tuberculose au régiment. Son voisin de chambrée était un phtisique qui, la nuit, crachait sur le parquet. Il rentre dans ses foyers et meurt au bout de 18 mois. Pendant ces 18 mois, sa femme l'a soigné et a cohabité jour et nuit avec lui dans un logis exigu composé de deux pièces dont une, la plus habitable, était toujours fermée.

Devenue veuve, la malheureuse travaille pendant quelques mois pour vivre et faire vivre son enfant. Mais elle tousse et devient aphone, maigrit, perd ses forces ; elle est forcée de rentrer dans sa famille et meurt, quinze mois après son mari, de tuberculose pulmonaire et laryngée.

Une de ses sœurs, âgée de 22 ans, qui partageait sa chambre, succombe l'année suivante, également tuberculeuse.

Une autre sœur plus jeune, 18 ans environ, est tuée en quelques mois par une tuberculose pulmonaire à forme hémorragique.

Cinq mois après la mort de cette dernière, sous les yeux des parents affolés, leur plus jeune enfant, un garçon de 15 ans, est pris d'une abondante hémoptysie. Celui-là n'a pas succombé. Il a pu résister à la maladie, grâce, sans doute, à cet avertissement tragique qui a fait prendre et observer rigoureusement les mesures nécessaires. Il va bien en ce moment.

Si ce ne sont pas là des faits de contagion, qu'est-ce donc ?

***

Un argument assez banal des anti-contagionnistes est fondé sur ce que beaucoup de personnes échappent à la contagion, étant d'ailleurs placées dans les meilleures conditions pour être contagionnées. Mais on sait que les faits négatifs n'ont jamais rien prouvé. Quand nous observons un fait de contagion, nous ne percevons en somme que le résultat final de phénomènes intimes qui sont absolument hors de notre portée. Si nous pouvions voir un peu plus profondément, nous comprendrions pourquoi la contagion se produit en tel cas et ne se produit pas en tel autre cas. Elle se produit nécessairement quand toutes les conditions se trouvent réunies ; mais ces conditions nous ne les connaissons, pour ainsi dire, que de surface ; nous les ignorons dans ce qu'elles ont d'essentiel. C'est donc mal argumenter que de dire : si la contagion était une réalité, tel individu devrait être contagionné, comme il ne l'est pas, la contagion tuberculeuse n'est qu'un mythe. Votre raisonnement ne tient pas debout, parce que vous ne savez pas si l'individu en question réunit les conditions voulues pour être bacillisé. Rien n'est plus mystérieux que la réceptivité aux maladies microbiennes, à la tuberculose en particulier. Cette réceptivité est liée à un état spécial du protoplasma cellulaire que nous n'avons aucun moyen de reconnaître, et qui n'est même pas en rapport direct avec la débilité générale de l'organisme. Tel colosse sera terrassé du premier coup par le bacille de Koch et fera une phtisie rapide, et telle chétive créature épuisée, débilitée au dernier degré, se montrera réfractaire à la contagion ou fera une tuberculose chronique, d'une durée indéfinie. Pourquoi ? Je répète qu'on n'en sait rien ; le problème est délicat et complexe.

Quel que soit le phénomène de la bacillisation, il faut revenir de cette idée que le microbe est une graine ; on ne concevrait pas, en réalité, que la germination de cette graine pût être chose si capricieuse. J'ai déjà dit qu'il était infiniment plus logique de considérer le microbe comme un des deux éléments générateurs de la maladie, l'autre élément étant la cellule animale. On comprend que la combinaison de ces deux éléments, l'un et l'autre extrêmement complexes et sujets à des altérations nombreuses de structure, soit subordonnée à certaines conditions plus rares et plus aléatoires que ne saurait l'être le conditionnement d'un terrain par rapport à une graine donnée.

Si l'on tient à une comparaison, les microbes seraient plutôt le pollen dont les grains se répandent par myriades sur les organes femelles des plantes et n'en fécondent, en certains cas, qu'une infime proportion, avec cette différence que la combinaison du grain de pollen et de l'ovule est normale tandis que celle du microbe avec la cellule animale est accidentelle, surtout en ce qui concerne le bacille de Koch et la cellule humaine.

Ces notions permettent d'expliquer la rareté *relative* de la tuberculose, sans qu'il soit besoin de nier la contagion tuberculeuse qui est de toute évidence.

Un autre argument est celui-ci : La contagion tuberculeuse n'est admise *officiellement*

que depuis trente ou quarante ans. Or, de très grands cliniciens ont existé avant ces trente ou quarante ans et ont observé les faits que nous observons nous-mêmes. Comment un attribut si capital d'une maladie si universelle aurait-il pu échapper à leur sagacité? La tuberculose a-t-elle changé? Ou la génération actuelle des cliniciens est-elle réellement plus clairvoyante que celles qui l'ont précédée?

Non, rien n'a changé dans la maladie; les tuberculeux d'aujourd'hui sont bien pareils aux *poitrinaires* de jadis; ils sont seulement plus nombreux et durent en général moins longtemps. Et les médecins qui les soignaient valaient sans doute ceux d'aujourd'hui. Seulement, la science a progressé, s'est enrichie de notions nouvelles. On a découvert dans les tissus, dans les sécrétions du malade, un organisme animé, un bacille qui peut, en de certaines conditions, reproduire la maladie. Si les cliniciens dont vous parlez avaient connu ce *fait nouveau*, pensez-vous qu'ils n'eussent pas été pour la plupart des contagionnistes? Ils ne croyaient pas parce qu'ils ne savaient pas. Ceux qui sont venus après eux et qui ont démontré la contagion ont plutôt comblé une lacune que détruit une erreur. Et comme nous ignorons presque tout des conditions dans lesquelles se fait la contagion, nous laissons bien d'autres lacunes à combler à ceux qui viendront après nous. Autre chose est d'infirmer une croyance positive comme celle de l'hérédité, autre chose est d'ajouter aux doctrines anciennes une notion due à des procédés techniques nouveaux et perfectionnés. Si l'hérédité n'existait pas, nos ancêtres en médecine se seraient lourdement trompés ; mais que la contagion qu'ils ignoraient soit devenue une vérité scientifique, bien et dûment établie, cela prouve simplement que nous avons des moyens qui leur faisaient défaut.

Reportons-nous à cinquante ans en arrière et supprimons les microbes. Les savants d'alors, comme ceux d'aujourd'hui et de tous les temps, n'aimaient pas le mystère : ne comprenant pas la contagion, ils ne l'admettaient que là où ils ne pouvaient faire autrement, dans la variole, la rougeole, la coqueluche, la dyphtérie, la syphilis, etc. Pour la tuberculose, où la contagion est lente, sournoise, ne saute pas aux yeux, ils se tiraient d'affaire en invoquant l'hérédité, la misère commune, le surmenage et le chagrin chez ceux qui gardaient les malades, etc. Ils cherchaient à côté systématiquement, comme font aujourd'hui les anti-héréditaires.

Et ces causes prédisposantes leur paraissaient amplement suffisantes parce que la tuberculose, à leurs yeux, n'était pas une maladie rigoureusement spécifique. Car il faut remarquer que la découverte du bacille, en expliquant la contagion, la rend en même temps nécessaire dans tous les cas où l'on ne peut invoquer l'hérédité.

Ce serait d'ailleurs une erreur de croire que l'idée de contagion tuberculeuse est nouvelle ; ce qui est nouveau c'est la démonstration scientifique qui en a été faite au cours de ces quarante dernières années. Bon nombre d'auteurs, depuis Hippocrate, ont admis que la phtisie pulmonaire pouvait être, en certains cas, une affection transmissible. Cette notion fut même longtemps acceptée par le public et elle n'a jamais cessé, dans les contrées méridionales, de faire partie de la science populaire. Georges Sand raconte qu'aux îles Baléares où elle avait entraîné le malheureux Chopin, pensant que le climat de ces régions fortunées lui rendrait la santé, les hôteliers refusaient impitoyablement de les loger, parce qu'ils craignaient la phtisie. Chateaubriand dit aussi que dans le royaume de Naples, les phtisiques, comme jadis les lépreux, étaient mis au ban de la société. Il est curieux que dans les contrées latines, pays d'antique civilisation et de clair bon sens, cette notion de la contagiosité de la tuberculose ne se soit jamais perdue.

***

Certains phtisiologues seraient à la fois contagionnistes et anti-contagionnistes. Ce sont pour la plupart des anciens qui ne peuvent renier leur passé et qui, d'autre part, ont trop de logique et de sincérité pour se refuser à l'évidence. Ils transigent, ils cherchent un moyen terme. L'un des plus éminents d'entre eux admet bien que le bacille de Koch émané d'un organisme tuberculeux détermine la tuberculose dans un autre organisme ; il est donc contagionniste, mais si peu ! Ecoutez : Ce sujet qui est sur le point de devenir tuberculeux possède en soi tous les éléments de la maladie ; il est potentiellement tuberculeux ; il ne manque presque rien pour qu'il le soit en réalité.

Quel rôle jouera le bacille de Koch ? Le rôle de l'étincelle qui met le feu à une mine toute prête ! Voilà comment le grand clinicien en question explique, non pas la maladie microbienne en général, mais la tuberculose !

Eh bien ! non, le bacille de Koch n'a pas ce rôle banal de l'étincelle qui peut être quelconque, sortir de n'importe quelle source, être au besoin, suppléée par un choc.

Le bacille de Koch est un élément de la maladie, élément spécifique et nécessaire. On ne saurait soutenir le contraire sans renverser du même coup toute la doctrine microbienne.

Le seul point à réserver serait celui-ci :

Est-il nécessaire que le bacille, pour être tuberculigène, sorte d'un organisme tuberculeux, humain, bovin, etc., en d'autres termes, soit un bacille adapté ? Ou telle variété *sau-*

vage, proche parente ou souche même du bacille de Koch, ne pourrait-elle, en des circonstances très favorables et sur un sujet très prédisposé, produire une véritable tuberculose ? Cette question ne saurait être résolue avec les moyens d'investigation et de contrôle dont nous disposons. Néanmoins, la tuberculisation par bacille non adapté ne semble pas être impossible en soi ; ainsi s'expliqueraient certains cas de tuberculose apparemment spontanée.

Ce qui est vraisemblable, c'est que ce mode de bacillisation, s'il se produit, doit être exceptionnel. Et il est permis d'affirmer, jusqu'à preuve du contraire, que, d'une manière générale, toute tuberculose est fille d'une autre tuberculose.

J'ai entendu des anti-contagionnistes dire ceci : « Mais si la tuberculose est réellement contagieuse, nous, médecins, nous faisons un métier dangereux ; nous devrions être tous tuberculeux ! » C'est la même objection que j'ai présentée et réfutée plus haut : comment se fait-il qu'il n'y ait pas plus de contagionnés ? avec cette différence qu'il s'agit ici du corps médical, plus particulièrement exposé à la contagion, ce qui renforce l'objection. C'est toujours le même sophisme. La tuberculose est contagieusa, cela est hors de toute contestation : mais elle ne se prend pas comme la variole ou la peste, pas même comme la fièvre typhoïde, il s'en faut de beaucoup. Le bacille envahit malaisément l'organisme humain. Si vous êtes en état de santé normale et que, d'autre part, vous preniez au lit du malade certaides précautions élémentaires, vous ne courez qu'un danger réellement insignifiant.

Il n'est pas douteux, néanmoins, que le corps médical paie à la tuberculose un tribu particulièrement lourd. Quel est celui d'entre nous à qui la terrible faucheuse n'ait pas enlevé quelque camarade d'études ou quelque confrère ? Si les divers surmenages de la vie d'étudiant ont préparé le terrain, la contagion imprudemment affrontée fait le reste. Et c'est ainsi que trop de jeunes médecins succombent au début de leur carrière ou trainent pendant un certain nombre d'années une existence précaire et misérable.

*
* *

Chose curieuse ! Bon nombre de médecins tuberculeux plus ou moins guéris et continuant tant bien que mal l'exercice de leur profession ont une tendance à ne pas admettre la contagion de la tuberculose. Pourquoi ? C'est que, sans doute, il leur répugne de penser qu'ils peuvent semer la maladie autour d'eux, être un danger pour ceux qu'ils soignent. Les médecins tuberculeux, s'ils ne sont pas naturellement des névrosés, ne peuvent manquer de le devenir. Quelques-uns s'étourdissent et s'amusent, la plupart sont des cérébraux, des inquiets, des scrupuleux. Sous des dehors de philosophie et de scepticisme ils ne pensent qu'au mal qui les ronge. Toute crainte plus ou moins raisonnable devient facilement chez eux une obsession ; toute inquiétude ayant rapport avec leur maladie prend des proportions démesurées. Ils savent qu'en toussant ils projettent autour d'eux des bacilles très virulents ; et alors ils se demandent si leur place est bien au chevet de certains malades en état particulier de réceptivité. Et, d'autre part, ils ont besoin de travailler pour vivre, pour se soigner eux-mêmes. Que faire, quel parti prendre? Le parti le plus simple pour calmer leurs scrupules de conscience est de ne pas croire à la contagion. Et comme l'opinion qu'on préfère semble facilement la meilleure, on arrive à être sincèrement anti-contagionniste.

J'entendais un jour dans une réunion médicale où il était question de contagion tuberculeuse un confrère parisien très distingué, tuberculeux avéré et anti-contagionniste convaincu, parler ainsi : « Puisque notre maladie se gagne, nous n'avons qu'à prêcher d'exemple et à rester chez nous. Passe encore pour ceux *qui ne savent pas* de semer leurs bacilles autour d'eux ; ceux-là tuent inconsciemment leurs semblables ; ils ne sont pas responsables ; mais, de notre part, ce serait un crime ! » Voilà, encore une fois, de vaines et futiles inquiétudes. Le tuberculeux ne sème point son mal comme le ferait un varioleux ou un scarlatineux. Le médecin qui sait ce qu'il a et connaît les précautions, très simples d'ailleurs, qu'il doit prendre n'est nullement exposé à contaminer ses malades. Que le confrère dont je parle se rassure donc ; les malades qu'il soigne n'ont qu'à se féliciter de leur médecin.

J'ai dit que les précautions à prendre étaient simples ; c'est vrai, mais en fait, et pour parler franchement, il peut arriver qu'un médecin oublieux, négligent, fatigué, s'oublie et laisse dans la chambre d'un prédisposé des bacilles virulents. Le fait est rare, sans doute, mais n'est pas impossible. Au fond, il serait bien préférable que tout médecin porteur d'une tuberculose ouverte, si bénigne, d'apparence, qu'elle soit, cesse momentanément l'exercice de sa profession. Après tout, il a droit lui aussi au repos qu'il prescrit à ses malades. Et c'est une pitié de voir certains confrères phtisiques continuer presque jusqu'au dernier souffle le plus dur des métiers. Il y a là un gros *desideratum* à combler. Il suffirait, en somme, de quelques sanatoriums exclusivement réservés au corps médical et d'une assurance mutuelle spéciale entre les trente et quelques mille médecins français. Ce serait de la bonne confraternité, et vraiment pratique.

Et je parie qu'il y aurait moins de jeunes médecins anti-contagionnistes.

***

Rien n'est moins solide que les théories médicales; on les dirait bâties sur le sable. Nous édifions de toutes pièces et en grande hâte une doctrine nouvelle ; nous en tirons des conclusions pratiques que nous proclamons *urbi* et *orbi* par la presse, les livres, les brochures, les affiches, les conférences et les congrès. Le lendemain tout est changé, ou à peu près. Nouvelle théorie, nouvelle doctrine, nouvelles conclusions ! Il est surprenant que le bon public n'en soit pas plus scandalisé et déconcerté.

Jusqu'à ces derniers temps, il était acquis qu'on s'infectait en respirant des poussières chargées de bacilles, ou encore les particules liquides que projettent les malades en toussant et qui contiennent également des bacilles. Le larynx et les poumons s'infectaient directement. Le mécanisme de cette infection était simple, clair, évident, ne pouvait faire l'ombre d'un doute. Et l'on expliquait ainsi que la grippe, la coqueluche, la rougeole, les rhumes prolongés, en un mot, toutes les affections qui offensent la muqueuse des voies respiratoires et lui enlèvent son intégrité physiologique préparent ou au moins semblent préparer l'éclosion de la tuberculose. Egalement, les poussières composées de particules solides, acérées et coupantes, étaient incriminées comme ouvrant des brèches dans l'épithélium protecteur de la muqueuse ; et l'on se rendait compte ainsi de la novicité spéciale de certaines industries.

Tout en laissant au premier plan la contagion par les voies respiratoires, on admit aussi la contagion par les voies digestives ; il fut reconnu que la viande et surtout le lait des bêtes tuberculeuses pouvaient n'être pas inoffensifs.

Un beau jour, Koch annonce au monde que l'organisme humain est réfractaire au bacille bovin et que la contagion par le lait et la viande n'est qu'une illusion.

Sous cette forme absolue, la proposition du savant allemand était discutable ; il n'en restait pas moins démontré que le bacille bovin n'est pas très dangereux pour l'homme. Et, du

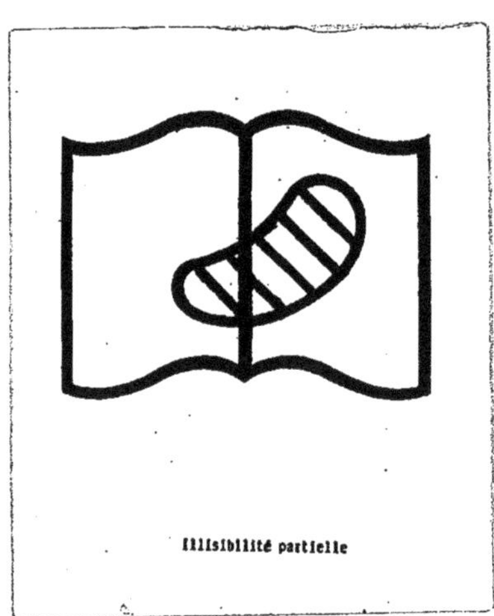
illisibilité partielle

même coup, l'infection tuberculeuse par les voies digestives perdait une bonne part de son importance.

On enseigne aujourd'hui que la contamination par les voies respiratoires est plutôt rare; elle sera demain exceptionnelle.

Behring, et à sa suite plusieurs savants français et étrangers — entre autres, Calmette, de Lille — soutiennent que le bacille de Koch pénètre, en général, dans l'organisme par la muqueuse intestinale. Chez l'enfant, les ganglions mésentériques arrêtent le bacille, d'où une adénopathie qui peut rester latente, comme aussi produire ce qu'on appelle le *carreau*. Mais cette adénopathie mésentérique, même latente et ne se manifestant par aucun symptôme local, peut être plus tard le point de départ d'une infection tuberculeuse générale, les bacilles passant des ganglions, où ils ont été plus ou moins longtemps retenus, dans la grande circulation lymphatique. Chez l'adulte, les ganglions mésentériques, étant d'une structure moins serrée que chez l'enfant, n'arrêtent point le bacille; celui-ci pénètre d'emblée dans la grande circulation, créant le plus souvent la tuberculose pulmonaire parce que le poumon est *locus minoris resistentiæ*, mais pouvant aussi infecter la rate, le foie, le cerveau, les reins, les os, etc.

Voilà en peu de mots la théorie nouvelle qu'on pourrait appeler la théorie du *grand circuit*. Cette théorie est très en faveur pour le moment ; l'ancienne n'est déjà plus qu'une hypothèse...

Ainsi donc, nous introduisons directement dans nos voies respiratoires des quantités énormes de bacilles : ces bacilles se trouvent en contact immédiat avec une muqueuse qui trop souvent présente des points faibles dus à des maladies antérieures, des brèches, des traumatismes microscopiques ; et les bacilles ne sont pas dangereux ? Ils meurent sur place, inoffensifs comme de simples saprophytes ? Et les adénopathies trachéo-bronchiques qu'on observe si fréquemment chez les enfants à la suite d'une rougeole ou d'une coqueluche ne sont jamais d'origine bronchique et proviennent toujours d'une infection intestinale ? Franchement, peut-on soutenir une opinion aussi paradoxale ?

Telle est pourtant, je le répète, la doctrine actuelle. Et M. Calmette n'a guère trouvé de contradicteurs quand, dans sa note du 21 mai dernier à l'Académie des sciences, il crut pouvoir énoncer la conclusion suivante : « L'hypothèse de la contamination directe par les voies respiratoires n'étant actuellement prouvée par aucune expérience irréprochable, il apparait de plus en plus évident que les enfants, et aussi les adultes, contractent la tuberculose en ingérant, soit du lait de vaches tuberculeuses, soit des poussières ou des aliments souillés de bacilles ou de parcelles de crachats tuberculeux d'origine humaine. »

Devant ces nouveautés déconcertantes le praticien prudent n'a sans doute rien de mieux à faire que de se réfugier dans un sage éclectisme ; il admettra, jusqu'à preuve du contraire, qu'on peut s'infecter par toutes les voies, que la voie intestinale peut donner lieu principalement aux affections tuberculeuses de l'abdomen et la voie bronchique aux affections tuberculeuses des organes de la respiration ; il se gardera surtout d'oublier que la tuberculose étant toujours une infection cellulaire générale, les localisations seront premièrement subordonnées aux conditions de réceptivité de chaque appareil organique.

*
* *

Nous avons vu plus haut que la tuberculose ne se prend pas comme la variole, la peste ou même la fièvre typhoïde. Que faut-il donc entendre exactement par contagion tuberculeuse? Comment et dans quelles conditions se produit-elle? Quelle est l'importance de son rôle dans l'extension actuelle du fléau? Questions aussi intéressantes que pratiques et qui n'ont point encore été, que je sache, suffisamment élucidées jusqu'à présent; il serait utile, au moins, de les poser clairement.

Il y a lieu, avant tout, de distinguer entre la contagion directe, qui est la seule vraie, et la contagion indirecte. J'entends par contagion directe celle qui transmet la maladie d'un sujet à un autre sujet au moyen de bacilles dont la provenance est connue ou peut être connue. Les personnes qui partagent la demeure d'un tuberculeux, ou celles qui habitent un logis infecté par un tuberculeux s'exposent à la contagion directe. Mais je crois que la *cohabitation* est, en général, nécessaire pour que la contagion tuberculeuse s'effectue et qu'une rencontre, une visite ne suffisent pas, bien que la transmission du bacille n'exige qu'un instant. Nous avons déjà dit, en effet, que l'organisme humain est plutôt réfractaire à la tuberculose. Sans doute, l'inoculation d'une certaine quantité de bacilles virulents pourrait faire, d'emblée, d'un sujet même non prédisposé, un sujet tuberculeux. Mais dans l'inoculation il y a introduction subite des bacilles au sein de l'organisme ; il y a mise en contact immédiat de ces bacilles avec les cellules sensibles sans qu'ils aient rien perdu de leur fraîcheur et de leur virulence. Entre la cellule humaine et la cellule-bacille de Koch, une certaine affinité existe évidemment ; mais elle est assez faible pour que ses effets dépendent des circonstances dans lesquelles se fait la rencontre de l'une avec l'autre et surtout de l'état de chacune d'elles au moment de cette rencontre. L'inoculation réalise, au point de vue de la cellule-bacille, les meilleures conditions possibles. Combien différentes sont les conditions ordinaires de la contagion ! Les bacilles n'arrivent à trouver le milieu cellulaire qui leur est convenable qu'après un temps d'arrêt plus ou moins long sur les revêtements épithéliaux. Pendant ce temps d'arrêt, qu'il s'agisse de la muqueuse intestinale ou de la muqueuse des voies respiratoires, ils subissent certaines actions chimiques qui atténuent notablement leur virulence et diminuent leur vitalité. A ces actions chimiques s'ajouterait la phagocytose laquelle serait surtout active aux points où la muqueuse est le siège d'une altération pathologique ou d'un traumatisme. Mais le sens véritable de cette mystérieuse fusion entre les cellules bactériennes et certaines cellules animales est-il, en vérité, bien élucidé ? Et n'est-il pas encore permis de penser qu'il s'agit là peut-être d'un phénomène général de la vie protoplasmique plutôt que d'une défense organisée contre les microbes ? Ne peut-on même se demander si le résultat de cette absorption des bacilles par les *phagocytes* est réellement favorable à la défense de l'organisme ou n'est pas simplement un premier acte d'infection ? La pathogénie des maladies microbiennes et toutes les questions qui s'y rapportent sont encore entourées de beaucoup d'obscurité ; rien n'est absolument prouvé de tout ce que la plupart considèrent déjà comme l'évidente vérité ; un peu plus de réserve conviendrait, sans doute, dans l'état actuel de la science, même devant la plus brillante et la plus ingénieuse des hypothèses.

Quoi qu'il en soit, il est certain que dans le temps qu'ils séjournent sur les revêtements épithéliaux des muqueuses les bacilles de Koch sont soumis à des causes diverses qui diminuent leur nombre et ne laissent aux survivants qu'une faible part de leur énergie originelle.

Ainsi s'explique — la question primordiale de réceptivité individuelle étant mise à part,— la rareté relative des cas de contagion, ainsi se comprend également, étant donné d'ailleurs que la cellule humaine est primitivement résistante à l'infection tuberculeuse, la lenteur de cette contagion dont le processus ressemble à un envahissement méthodique de l'organisme contaminé. Il semble que la variation morbide qui constitue la tuberculose s'accomplisse progressivement et, en quelque sorte, par étapes successives.

Cette variation n'est même assurée et définitive que si elle est suffisamment avancée. Beaucoup de sujets ont pu être *un peu* tuberculeux ; or, personne n'a été un peu varioleux, un peu syphilitique. Qui sait même si la précarité de l'immunisation tuberculeuse ne tient pas précisément à ce que la tuberculisation n'est jamais complète par les voies ordinaires de la contagion? Il est regrettable qu'on ne puisse trouver le moyen de la rendre à la fois complète et inoffensive par voie d'inoculation.

Je reviens à mon sujet en résumant ce qui vient d'être dit dans les deux propositions suivantes :

La contagion de la tuberculose est directe quand il est possible de connaître la provenance des bacilles qui en sont les agents.

Elle exige presque nécessairement une cohabitation plus ou moins prolongée.

J'ajouterai que la contagion directe peut atteindre — de nombreux exemples le prouvent, — même les sujets qui ne présentent aucune apparence de prédisposition.

***

La contagion indirecte, celle qui a pour agents les *bacilles perdus*, est-elle réellement une contagion ? Oui, si l'on considère que tout bacille tuberculigène, jusqu'à preuve du contraire, émane d'un sujet tuberculeux, homme ou animal ; non, si l'on tient compte de ce fait qu'il n'y a pas *contact* ni rapport quelconque entre le sujet contaminant et le sujet contaminé. Les bacilles expulsés par les malades dans leurs crachats et leurs déjections, ces bacilles qui pullulent dans l'atmosphère des villes et des campagnes, se mélangent avec les myriades d'autres micro-organismes, au milieu desquels nous vivons normalement. La question de leur origine devient à ce moment bien indifférente ; le seul fait qui nous intéresse est leur ubiquité et aussi l'impossibilité où nous sommes de les éviter. Il faudrait, pour ne pas les respirer, habiter sur des sommets inaccessibles, en des retraites idéalement vierges de toute émanation humaine. C'est ainsi que circulent en tous lieux les graines invisibles, les spores qui donnent naissance aux végétaux inférieurs, lesquels apparaissent spontanément, dirait-on, chaque fois qu'un milieu est propice et que les circonstances sont favorables. Les mares d'eau verdissent aux premiers rayons du printemps ; les tas de fumier se couvrent d'agarics : c'est le vent qui a semé ces infusoires et ces champignons, et cette semence impalpable était partout, véritable poussière organisée et féconde mêlée aux poussières minérales.

Ce n'est pas d'autre façon que se tuberculisent les prédisposés ; quand leurs cellules sont prêtes, point n'est besoin qu'ils aillent chercher le bacille au chevet des malades, il est partout. Doué d'une remarquable vitalité et d'une grande force d'expansion, indifférent à toutes les influences climatériques, incessamment reproduit en quantités innombrables, chaque tuberculeux en émettant à jet continu dans le cours de sa longue maladie, l'agent extérieur de la tuberculose est réellement *banal* partout où se trouvent des hommes et des animaux domestiques ; c'est, pour employer une expression déjà ancienne, une sorte de *miasme* d'origine humaine et animale. Et quand les circonstances locales s'y prêtent, la tuberculose devient ainsi semblable à une endémie.

Contrairement à la contagion directe, la contamination par « *bacilles perdus* » n'atteint évidemment que les sujets prédisposés, ces bacilles étant toujours d'une virulence plus ou moins atténuée.

***

Contre la contagion directe, il est toujours possible de se prémunir dans une certaine mesure. Qui ne connait aujourd'hui les précautions qu'il convient de prendre quand on habite sous le même toit qu'un tuberculeux ? Exiger l'usage du crachoir ; détruire les matières expectorées par le feu, ou les désinfecter au moyen d'agents chimiques, sublimé, sulfate de cuivre, etc. ; désinfecter également les déjections ; ne jamais partager le lit ni même, autant que possible, la chambre du malade ; se tenir, quand il tousse, en dehors de la zone dangereuse ; éviter les contacts inutiles, baisers, poignées de main, etc. ; se laver soigneusement les mains avant de manger, les aseptiser au besoin, avec de l'alcool ; ne pas manger dans l'appartement du tuberculeux et n'y laisser séjourner aucun aliment ; telles sont les mesures de prophylaxie tout élémentaires, mais de très réelle importance qui doivent être de rigueur dans la demeure d'un phtisique. Ces mesures n'empêcheront pas que bon nombre de bacilles soient quand même inspirés et ingérés par l'entourage; mais elles sont logiques et souvent suffisantes.

C'est encore combattre la contagion directe que de soumettre à l'ébullition le lait douteux et à une cuisson complète les viandes suspectes.

⁂

Il va de soi qu'on ne peut mettre le tuberculeux en quarantaine rigoureuse et le priver de toute société. Il faut savoir néanmoins que les visites longues et répétées peuvent ne pas être sans inconvénients, surtout si le visiteur est tant soit peu prédisposé. Et qui peut être assuré de ne pas être, au moins en certains moments, en état de réceptivité ? Il est fréquent, surtout en province, de voir des dames ou des jeunes filles passer de longues heures en compagnie d'une amie qui *s'en va de la poitrine*. Elles prennent un ouvrage, s'installent dans la chambre de la malade et lui font société; elles amènent parfois des enfants. Cela est charitable certainement, mais n'est pas exempt de danger. De pareilles visites équivalent à une demi-cohabitation. Cette personne qui tousse et qui crache emplit l'air, autour d'elle, de bacilles extrêmement virulents. Que ne les voit-on, ces bacilles? On serait plus prudent! Il est impossible que les visiteuses dont je parle n'en respirent point, n'en chargent point leurs narines, leurs lèvres, leurs doigts... La contagion tuberculeuse est lente, je l'ai dit. Mais à répéter ainsi ces longues séances de contamination, on risque bien de se laisser entamer, de se tuberculiser à petit feu... Et quand on s'aperçoit de quelque chose, il est souvent trop tard, la contagion est amorcée.

Vraiment, n'est-ce pas une folie que de s'exposer à un tel péril, dans le seul but de *distraire* un malade? Car ne croyez pas qu'on lui rende ainsi le moindre service. Bien au contraire, le tuberculeux n'a guère besoin de longues et nombreuses visites. Le calme, avant tout, lui convient. Toute conversation soutenue lui est nuisible, parce qu'elle entraîne une fatigue des organes de la respiration et une certaine excitation cérébrale. Il doit vivre dans une sorte d'inertie mentale, s'habituer à penser et à causer le moins possible. Son propre intérêt exige qu'il reste un peu à l'écart du monde. C'est ce qu'il faut lui faire comprendre. Il acceptera ainsi, *pro amore sui*, de rompre momentanément ses relations habituelles. Il se résignera à passer son temps de maladie dans une sorte de retraite familiale, ce qui sera un grand avantage pour lui-même et pour la société.

***

Il faut prendre son parti du péril de la *contagion indirecte*. Il semble bien qu'on puisse y parer dans une petite mesure en soumettant à de rigoureuses et fréquentes désinfections les établissements où habitent ou séjournent un grand nombre de personnes, tels que collèges, casernes, etc., établissements que l'on est en droit de considérer comme toujours suspects. Mais la plupart des bacilles anonymes, des *bacilles perdus* ne sont réellement pas évitables Et il n'est personne, sans doute, au moins dans les centres populeux, qui n'en absorbe journellement une certaine quantité.

On s'étonne que les prisonniers cellulaires, qui ne sont en contact avec aucun être vivant, sauf leur gardien, meurent si souvent tuberculeux. Ils sont tout simplement infectés par l'air des rues qu'on ne peut empêcher de pénétrer dans leur cellule. Ils se tuberculisent comme les parois de leur réduit se couvrent de moisissures. Le danger est banal et commun à tous, comme celui de prendre une grippe quand cette maladie règne dans une contrée. La tuberculose règne en permanence dans toutes les contrées civilisées.

***

Il serait peut-être bon d'observer à ce propos qu'on est enclin, en France plus encore que dans les autres pays, à demander à l'hygiène publique ce qu'elle ne saurait vraiment pas donner. On comprend parfaitement que lorsqu'il s'agit des grandes épidémies exotiques, comme le choléra, la peste et la fièvre jaune, de sévères mesures de protection soient prises sur toutes les frontières exposées.

C'est qu'en effet ces épidémies sont purement accidentelles sous nos climats et doivent, logiquement, être évitées.

Toute autre est la tuberculose qui, dans l'état actuel de notre société, est un mal nécessaire et avec lequel nous sommes bien forcés de vivre.

Dès que le germe de cette maladie fut découvert, on conçut les plus grands espoirs; on s'imagina qu'une simple trouvaille de laboratoire délivrerait prochainement l'humanité de son plus redoutable ennemi. En attendant, on se lança, un peu naïvement, à la poursuite du fameux bacille, lequel, croyait-on, était, à lui seul, *tout le mal*.

On le signala partout où il pouvait se trouver, dans l'air, dans les poussières, dans les aliments; on le dépista dans les voitures publiques, dans les chambres d'hôtels, dans les plis des tentures et des rideaux et dans l'épaisseur des tapis, sur les rampes d'escaliers, sur la vaisselle des cafés et des restaurants, etc., on dénonça le danger du baiser, voire de la simple poignée de main ! De là naquit un mal nouveau qu'on a appelé la tuberculophobie et qui est, plus exactement, la bacillophobie. Le résultat de cette prophylaxie a d'ailleurs été nul, comme il était permis de le prévoir. On se tuberculise tout autant qu'autrefois, sinon davantage.

C'est même à se demander si une pareille prophylaxie, basée presque uniquement sur la crainte du bacille, n'est pas, en principe, plutôt mauvaise et funeste, en ce sens qu'elle détourne l'attention du public du véritable danger qui est de vivre anti-hygiéniquement et d'abuser de soi-même. Ce danger, personne, au fond, ne l'ignore, ni dans le peuple, ni dans les classes instruites. Il est de notion courante et banale qu'à travailler ou à s'amuser avec excès, à gaspiller ses forces, comme aussi à vivre dans l'ennui, la misère et les privations, on s'expose à *tomber en langueur et à devenir phtisique*. A cettenotion si vraie et si pratique, la doctrine nouvelle, mal présentée et mal comprise, a substitué cette erreur, qu'il faut, avant tout, éviter le germe de la tuberculose ; comme si le bacille était toute la tuberculose ! Et c'est ainsi que l'on voit des gens fuir comme la peste l'approche d'un tuberculeux et faire, d'autre part, tout le nécessaire pour devenir des prédisposés.

Il est urgent que le public revienne d'une telle erreur dont les hygiénistes officiels sont responsables, et qu'il sache bien que la contagion directe, la vraie contagion n'est à redouter, si l'on est en bonne santé, que lorsqu'on habite avec le malade ou dans un logis fraîchement infecté, et que la contagion indirecte n'est pas évitable et n'intéresse d'ailleurs que les prédisposés.

L'hygiène publique doit chercher à rendre les villes et les maisons plus salubres ; elle est encore dans son rôle quand elle veille à la désinfection des établissements où un grand nombre de personnes vivent et travaillent en commun, mais on ne saurait exiger, raisonnablement, qu'elle fasse disparaître le germe de la tuberculose.

***

Quelle est l'importance du rôle de la contagion dans l'extension actuelle du fléau tuberculeux ? Les conditions de la vie moderne ont-elles pour effet de rendre, toutes proportions gardées, les cas de contagion tuberculeuse plus fréquents que par le passé ?

Rien qu'en posant cette question, je me sépare *a priori* de ceux qui regardent la tuberculose comme toujours contagieuse, parce que toujours elle reconnaîtrait pour agent essentiel un bacille d'origine humaine. Ainsi que je l'ai dit plus haut, les bacilles perdus, anonymes, qui contaminent la plupart des prédisposés, constituent, en réalité, une sorte de miasme général analogue au miasme paludéen.

Qui sait même si parmi les myriades de bacilles émis par les sujets tuberculeux, certains ne trouvent pas des milieux inertes favorables où ils se cultivent spontanément et se reproduisent tout en gardant plus ou moins longtemps leur activité pathogène ? Le hasard ne peut-il, en des essais infiniment nombreux, réaliser parfois les conditions de terrain, de température, etc., que l'on obtient dans les laboratoires, et la variété humaine du bacille tuberculeux ne saurait-elle vivre et végéter dans la nature ailleurs que sur un organisme humain ?

Quoi qu'il en soit, et pour les seules considérations exposées plus haut je restreins, pratiquement, la contagion tuberculeuse à ce que j'ai appelé la contagion directe.

Avant d'aller plus loin, je tiens encore à rappeler que cette contagion ne se produit efficacement que par cohabitation, soit que le sujet contaminé habite réellement avec le sujet contaminant, soit qu'il lui succède dans un logis non désinfecté.

Je passe donc sur le danger, que je considère comme illusoire, des voitures publiques, wagons de chemin de fer, chambres d'hôtel où l'on passe une nuit, etc. J'en arrive à un danger plus sérieux, la cohabitation des travailleurs.

***

Un des traits les plus caractéristiques de la vie moderne est le travail en commun. Le travail individuel, indépendant, tend à disparaître, au moins dans la grande industrie et le grand commerce; les ouvriers et ouvrières en chambre se font de plus en plus rares. L'usine, les ateliers et les grands magasins abritent sous le même toit, dans un espace resserré, et pendant des journées entières, de véritables foules.

A côté de ces *ruches* industrielles et commerciales, signalons encore les bureaux de toutes sortes, ceux des postes et ceux des grandes compagnies, en particulier, où tant d'employés des deux sexes besognent côte à côte du matin jusqu'au soir.

N'oublions pas les casernes, où le service obligatoire rassemble tant de jeunes gens, — ni les lycées, collèges et pensions où tant de petits travailleurs cohabitent pendant de longues années, aussi étroitement que possible.

Outre le travail en commun, et souvent sous sa dépendance, il y a les habitations communes comme les cités ouvrières, les corons, etc., où de nombreux ménages vivent serrés les uns contre les autres, respirent la même atmosphère, voisinent assidument, se prêtent mutuellement des ustensiles de ménage, se servent tour à tour de la même buanderie; où les enfants ne se quittent guère, se passent de l'un à l'autre leurs bonbons et menues friandises et même les morceaux de pain qu'ils mangent tout en jouant. Citons aussi les maisons de rapport de plus en plus nombreuses dans les grandes villes et où s'établissent aisément, au moins dans une certaine classe, entre voisins de palier, les mêmes promiscuités. N'est-pas là réellement, une véritable cohabitation ?

Enfin, et pour ne rien omettre, notons que la mode sans cesse croissante des villégiatures à la mer et à la montagne a pour effet des cohabitations plus ou moins prolongées dans les villas et les hôtels, — assez prolongées pour qu'elles puissent, à l'occasion, être dangereuses. On est exposé à y vivre sous le même toit que des tuberculeux et, plus encore, à leur succéder dans des appartements contaminés.

Ces usines, ateliers, grands magasins, bureaux, établissements scolaires, casernes, cités ouvrières, hôtels et villas existaient autrefois, mais combien moins nombreux et moins peuplés !

***

Les conditions de la vie moderne semblent donc bien favoriser la contagion tuberculeuse.

Il est certain que les progrès de l'hygiène familiale et les mesures de prophylaxie générale ne compensent pas le danger de ces groupements humains qui tendent à se multiplier de plus en plus.

Il ne faut pourtant rien exagérer, ni croire que dans la totalité des tuberculoses acquises, la part attribuable à la contagion vraie soit la plus importante. Nous verrons plus loin que les causes prédisposantes, créées ou aggravées par la vie moderne, sont bien autrement efficaces. Parmi ceux-là même qui dans les usines, bureaux, magasins, etc., sont réellement contagionnés, beaucoup sont des prédisposés qui, un peu plus tard, auraient pu se tuberculiser ailleurs et autrement.

***

Qu'on me permette de donner quelques chiffres, ce qui, sans doute, semblera bien osé dans une pareille question.

Ces chiffres résultent des observations que j'ai faites autour de moi pendant une période de quinze ans, et de celles que plusieurs confrères ont eu l'obligeance de me communiquer.

D'après ces observations, sur 100 tuberculeux, 8 seraient des contagionnés directs. Ceux-là pouvaient en habitant un autre logis, en travaillant dans un autre atelier, ne pas devenir tuberculeux. Ils ont pris la tuberculose comme d'autres prennent la fièvre typhoïde.

Sur ces 100 tuberculeux, 32 seraient de purs héréditaires.

Les autres, c'est-à-dire 60 p. 100 environ, sont victimes des causes prédisposantes. Ce sont des sujets en état de réceptivité qui ne pouvaient guère éviter la tuberculose, à moins de bénéficier d'une chance exceptionnelle. Ils ont humé le bacille dans la poussière des rues ; ils l'ont ingéré avec leurs aliments, peu importe : ils sont devenus tuberculeux parce qu'ils étaient tuberculisables, voilà la vérité pratique.

Si les chiffres précédents sont exacts, et je ne crois pas qu'ils s'écartent notablement de la réalité, il apparait clairement que la contagion n'est responsable que pour une faible part de l'extension actuelle du fléau tuberculeux.

Faites la guerre aux crachats, rien de mieux.

C'est de la propreté et c'est aussi, dans une certaine mesure, de la prophylaxie.

Mais à moins d'enfermer tous les tuberculeux ce qui est une utopie, vous n'empêcherez pas que les prédisposés n'arrivent tôt ou tard à se bacilliser.

SIXIÈME LECTURE

Peuples du Nord et peuples du Midi. La civilisation nouvelle.

Les races du Midi sont des races de plein air et de soleil : ce sont aussi des races sobres.

Les méridionaux sont, comparés aux hommes du Nord, des gens à vie plus extérieure, se consumant moins par la pensée, les soucis, les surmenages cérébraux de toute nature. Ils sont plus aptes à profiter des chances heureuses qui leur arrivent, plus philosophes aussi dans l'adversité ; ils ignorent le spleen.

La vie au soleil, la sobriété, la gaité, le bel équilibre du système nerveux, une certaine propension à la paresse, voilà autant de raisons pour que le Midi soit moins ravagé que le Nord par le grand fléau moderne : la tuberculose.

***

Si nous voulions approfondir un peu plus cette question, nous dirions que l'homme du Nord est primitivement un lymphatique. L'alcool qui lui est, jusqu'à un certain point utile, et la viande consommée en grande abondance ont en quelque sorte restauré et raffermi artificiellement sa constitution molle, ses tissus lâches, arrosés d'un sang pâle. Il a, d'autre part, conservé sa grande taille, ses muscles volumineux, sa haute et large charpente, tous attributs qu'il tenait précisément de son étiolement originel. Et il en est résulté des races fortes, de belle allure, solides et robustes, mais un peu factices au fond et moins trempées qu'elles ne paraissent. Physiquement, il restera toujours chez ces beaux hommes aux yeux clairs, au teint coloré, les vestiges d'une véritable dégénérescence ancestrale. Venus des pays du soleil, leurs pères s'arrêtèrent dans les forêts obscures, froides, marécageuses, qui couvraient toute l'Europe septentrionale, et pendant des milliers d'années, y vécurent en sauvages, misérablement. Leur race s'y modifia insensiblement, acquit des caractères nouveaux dont la trace subsiste encore aujourd'hui, et que résume bien ce terme suranné qui ne précise rien et qui dit beaucoup : le lymphatisme.

***

L'homme du Nord est, malgré les apparences, plus nerveux, dans le sens vulgaire du mot, que l'homme du Midi. Cette proposition peut sembler paradoxale, et demande une explication. Le méridional s'émeut aussi facilement, plus facilement même que l'homme du Nord, mais il restera généralement dans les limites physiologiques de l'émotion. Son système nerveux semble être un instrument plus parfait ; les cordes en sont souples et solides. Cela prouverait que sa constitution est plus normale, que le jeu de ses fibres et de ses cellules est plus régulier, que sa race a poussé plus droite, et a subi, dans son évolution, moins d'influences déformantes et perturbatrices.

L'homme du Nord est plus réfractaire aux causes d'émotion communes; c'est ce qui le fait paraître phlegmatique. Mais, en revanche, les impressions vives mettent aisément ses nerfs en désarroi ; il est, au fond, moins maître de lui, plus vite démonté et vaincu. Il a des colères terribles, des colères blanches qui confinent à la crise morbide. Son goût pour l'alcool va jusqu'à l'ivrognerie. Sa sensualité une fois éveillée ne connaît plus de bornes. Sa tristesse aboutit au spleen. En un mot il a moins de sensibilité mais aussi moins de tenue et de mesure.

Sanguis moderator nervorum, dit le vieux proverbe. Mais c'est le soleil qui fait le beau sang rouge, comme il fait la chlorophylle des plantes. On dirait que les races du Nord ont trop longtemps manqué de soleil, se sont étiolées pendant trop de siècles dans la nuit des forêts...

De sang moins riche et de nerfs moins robustes, l'homme du Nord s'use plus vite, à vivre la même vie, que l'homme du Midi; c'est pourquoi il est plus tuberculisable.

***

Faisons encore un pas en avant. Nous savons que les races septentrionales, en raison de leur climat et de leur constitution physique, paient un tribut particulièrement lourd à la tuberculose. Voyons maintenant si les mœurs et la civilisation du Nord, qui tendent à devenir les mœurs et la civilisation universelles, ne sont pas, en somme, responsables de l'extension qu'a prise, depuis un demi-siècle, le fléau tuberculeux.

***

La mentalité de l'homme du Nord a varié dans les mêmes conditions et sous les mêmes influences que sa constitution physique et son tempérament. L'homme du Nord est plus lent, plus réfléchi que l'homme du Midi. Ses ancêtres ne se sont pas seulement anémiés, ils ont aussi souffert pendant les milliers et les milliers d'années qu'ils ont vécu dans les forêts inhospitalières ; ils ont lutté incessamment contre les éléments hostiles. Cette longue et pénible adaptation a été pour la race une véritable éducation. L'homme est devenu plus ingénieux, plus habile, plus méthodique. Certaines qualités morales se sont aussi développées en lui : l'endurance au travail et à la peine, la résignation aux souffrances, la docilité, l'esprit de solidarité, l'amour de ses semblables. Il est devenu en réalité plus sociable, il a mieux senti les avantages du groupement, mieux aimé les besognes communes comme les plaisirs communs ; son individualité moins forte et plus assouplie se fond aisément dans les associations.

Toutes ces qualités de race, positives et négatives, comme aussi les attributs physiques dont je parlais plus haut, contiennent en germe la civilisation du Nord ; il serait trop long de rechercher les circonstances historiques qui l'ont fait éclore et l'ont faite ce qu'elle est. Notons toutefois l'avènement du machinisme moderne qui est fils de l'ingéniosité et de la méthode septentrionales.

Ce machinisme, qui a transformé l'aspect de la planète et modifié totalement les conditions de la vie humaine, est non seulement un élément primordial de la civilisation actuelle, mais encore la cause principale de son prestige et de son universalité.

***

Cette civilisation est grandiose et imposante ; elle a accompli des œuvres matérielles admirables et avancé l'évolution morale de l'humanité. Malheureusement, et c'est là le point de vue spécial auquel je dois me borner, elle a été néfaste à la santé humaine et a favorisé l'extension de la tuberculose au point que cette maladie est devenue menaçante pour l'avenir de l'espèce.

Son vice fondamental est d'être établi sur l'exploitation de l'homme par l'homme. Elle a tiré parti, hors de toute mesure, de cette docilité, de cette résignation que je signalais comme étant propres aux races du Nord ; elle a organisé ces grands troupeaux d'hommes qui ont perdu toute individualité et qui, courbés sous un joug commun, n'ont plus d'autre raison d'être et de vivre que l'accomplissement d'un immense labeur collectif pour le bénéfice d'un seul ou de quelques-uns.

Elle a également mis à profit une autre qualité que l'homme du Nord tient de ses ancêtres, je veux parler du courage, de l'endurance à la peine. Le travail n'est plus une punition, comme l'enseignait la philosophie chrétienne, ni une nécessité dégradante, comme l'enseignait la philosophie antique.

De nos jours le travail est, si j'ose dire, auréolé ; il est devenu la noblesse, la dignité, la liberté, même la santé de l'homme. Dogme aussi faux et absurde que funeste et qui n'a manifestement été inventé que par l'égoïsme conscient ou inconscient de la classe dite dirigeante, de celle qui, par les idées et la richesse, marche en tête de cette foule qui est l'humanité...

Passe encore s'il s'agissait d'un travail libre volontaire, individuel, accompli pour le plaisir ; mais ce que l'on exalte ainsi, que l'on déclare sacré, c'est le *labeur* sous toutes ses formes, jusqu'à celui de ces innombrables malheureux qui, dans les entrailles du sol ou dans les mornes usines peinent lamentablement et à leur corps défendant, uniquement pour ne pas mourir de faim : c'est le labeur qui tue en même temps qu'il avilit !...

***

La civilisation du nord a créé des facilités d'existence que les époques antérieures ne soupçonnaient même pas. Mais elle se ressent de ses origines, elle est triste. En même temps que le bien-être matériel, elle a répandu en tous lieux le scepticisme et l'ennui. Car il faut bien remarquer que cette civilisation n'est plus cantonnée dans le nord, son berceau ; elle a reflué vers les pays du soleil ; les méridionaux eux-mêmes se sont laissé prendre au prestige de son œuvre, aux merveilleux résultats de sa méthode ; elle marque actuellement de son empreinte les lois, les institutions et les mœurs de toutes les nations. Mais elle ne ressemble en rien aux civilisations orientales ou méditerranéennes ; celles-ci étaient la joie, l'allégresse, elles réflétaient la sérénité du ciel qui les avait vu naitre, elles s'harmonisaient avec les instincts originels de l'animal humain. L'âme du Nord a trop souffert, elle en est restée incurablement triste. Aussi voyez : triste est notre philosophie, triste aussi notre littérature ; nous avons beau répéter à satiété et chercher sincèrement à nous convaincre que tout est pour le mieux dans le plus brillant et le mieux aménagé des mondes, que la science a fait lever une nouvelle aurore sur l'humanité et que cette humanité sera désormais et pour toujours sage et heureuse, personne n'y croit. Ecoutez Renan : « Chacun a son motif de vivre : pour l'un, c'est la vertu ; pour l'autre, l'ardeur du vrai ; pour un autre, l'amour de l'art ; pour d'autres, la curiosité, l'ambition, les voyages, le luxe, les femmes, la richesse ; au plus bas degré la morphine et l'alcool... » Hélas, que de pauvres gens se pressent sur ce plus bas degré !

Renan a raison, la vie n'est plus bonne par elle-même, chacun a besoin d'un motif de vivre. On cherche moins à être heureux qu'à se distraire et à s'étourdir. Les sociétés de tempérance, dit-il un peu plus loin, reposent sur un malentendu ! Et comment s'étourdissent, en général, les malheureux qui n'ont, pour se rendre l'existence supportable, ni l'amour de l'art, ni la richesse, ni le luxe, etc. ? Par l'alcool ! Et c'est pourquoi la civilisation septentrionale a répandu sur le monde entier l'alcoolisme ; elle en a fait un vice universel, non pas seulement parce que les hommes du Nord ont introduit partout leurs goûts et leurs habitudes, mais surtout parce qu'elle a rendu la vie ennuyeuse et misérable pour beaucoup. Elle a enfanté le spleen et le spleen a enfanté l'alcoolisme.

***

En résumé, ce qui caractérise, à notre point de vu , la civilisation actuelle, qui nous est venue du Nord, c'est :

1° La glorification du travail humain, qui n'est plus considéré comme une peine ni comme une nécessité, mais comme un titre de noblesse et de dignité ;

2° L'exploitation organisée du travail humain dans les grandes entreprises industrielles, l'adaptation brutale et simplement économique de ce travail aux exigences du machinisme moderne ;

3° Le bien-être matériel accessible à tous, devenu, par habitude, presque une nécessité, mais ne s'acquérant, pour beaucoup, qu'au prix d'efforts inouïs et d'un labeur contre-nature.

4° Une philosophie empreinte d'une haute raison mais froide et triste, née de longues souffrances et inspirée par des cieux inclé-ments, philosophie qui a désenchanté et vieilli l'humanité et l'a frappée d'une sorte de sclérose morale.

5° Et enfin, comme conséquence de ce scepticisme, de cet ennui, de cette misère, de cet avilissement de la nature humaine, l'épanouissement de tous les vices et de toutes les perversités.

C'est le cas de dire avec le poète.

« Tout est grand, tout est beau, mais on meurt dans votre air ! »

On y meurt en effet... de tuberculose.

SEPTIÈME LECTURE

Tuberculose et surmenage.

Le surmenage est sans doute la cause prédisposante la plus efficace de la tuberculose. On peut même poser en principe que tout tuberculeux qui n'est ni un héréditaire, ni un contagionné direct, est un surmené.

Mais il faut s'entendre sur le sens du mot surmenage. Il convient notamment de donner à ce terme toute la signification qu'il comporte au point de vue pathologique.

On peut se surmener de diverses façons, par le plaisir aussi bien que par le travail. L'homme qui fait double besogne est un surmené, le noceur en est un également. La douleur continue, l'ennui rebelle qui ne connait ni répit ni distraction, les émotions vives et répétées surmènent à leur manière les centres nerveux.

On peut surmener tous ses organes. Le penseur surmène son cerveau, le portefaix surmène ses muscles. Il n'est même pas indispensable que l'on fournisse une somme énorme de travail pour se surmener ; il suffit que l'on accomplisse ce travail dans de mauvaises conditions. Si vous êtes mal chaussé, la moindre marche vous causera une extrême fatigue.

Parmi les divers surmenages, ceux qui usent le plus vite sont ceux qui intéressent plus directement les centres nerveux. C'est qu'en effet le fonctionnement des cellules nerveuses entraîne une consommation énorme de force vitale. Et, d'autre part, il ne faut pas perdre de vue que l'intégrité anatomique et fonctionnelle des cellules nerveuses, toutes solidaires et dépendantes les unes des autres, est nécessaire à l'accomplissement des grandes fonctions organiques.

Tous les organes, quels qu'ils soient, sont tributaires du système nerveux qui leur répartit la force active et l'impulsion. De sorte que si le système nerveux se trouve être en état d'insuffisance momentanée à la suite de quelque abus, chaque fonction subit la conséquence de ce déficit. C'est ainsi que le surmenage génital, par exemple, entraîne rapidement une diminution de la capacité digestive, l'anorexie, la dyspepsie et, en dernier lieu, la dénutrition. Le surmenage cérébral produit exactement les mêmes effets.

Il ne me paraît pas imprudent d'affirmer que si la tuberculose fait, de nos jours, des progrès tellement rapides que, dans un avenir prochain, cette hideuse moisissure aura gâté toute l'espèce et qu'aucune famille ne pourra s'en croire indemne, c'est uniquement parce que la vie moderne surmène trop les nerfs humains. Ne cherchez point une autre explication ; toutes les causes que vous invoquez, un peu routinièrement, la misère, l'insuffisance d'air et de nourriture, etc., ont existé de tout temps sans produire les mêmes effets. Ce qui n'a jamais existé, c'est la civilisation actuelle, c'est-à-dire le *travail moderne*, le *plaisir moderne*, la *mentalité moderne*.

*
* *

La concurrence de plus en plus grande dans toutes les carrières et le goût de plus en plus vif des jouissances matérielles ont augmenté, dans des proportions inouïes, l'activité humaine. On travaille démesurément pour gagner le pain de chaque jour, et l'on se surmène pour avoir droit à quelque bribe de ce luxe qui s'offre à tous et éveille d'ardentes et grossières convoitises.

On ne connaît presque plus, hélas ! ce véritable luxe de la vie, qui est l'oisiveté ou, au moins, le repos.

On a perdu cette notion que la vie de l'homme ne doit être que le jeu régulier, exempt de fatigue, de tous ses organes, l'exercice normal et par conséquent, agréable de toutes ses facultés, la satisfaction facile de tous ses appétits naturels.

Il est entendu aujourd'hui que l'homme est une machine et que cette machine, pour remplir son but et couvrir ses frais d'entretien, doit fournir le plus fort rendement possible. Ainsi en ont décidé nos philosophes de la nouvelle couche.

Consultez à ce sujet Carnegie, Doumer et autres représentants d'un genre *littéraire* nouveau qu'on pourrait appeler le genre pratique. Ces sages enseignent que le travail n'est pas un moyen, comme on l'avait pensé jusqu'à présent, mais le but et, pour ainsi dire, la raison suffisante de l'existence.

***

Un volume suffirait à peine pour traiter à fond les conditions du travail dans les temps actuels. Ce qui ressortirait, je crois, avec évidence d'une étude un peu complète sur cette grave question, c'est que le travail cérébral n'a jamais été aussi répandu ni aussi intensif qu'aujourd'hui, c'est que, d'autre part, même dans les métiers purement manuels, le travailleur en est arrivé, en bien des cas, à fatiguer beaucoup plus ses nerfs que ses muscles. Ce double fait est d'une extrême importance, au point de vue médical, et suffit à expliquer pour une bonne part les progrès de la tuberculose.

***

Dans l'encombrement de toutes les carrières voire de tous les métiers, les professions libérales sont, elles-mêmes, envahies et cela d'autant mieux qu'elles rapportent davantage qu'autrefois à ceux, trop rares, hélas ! que la chance favorise. Pour une place à occuper et qui nourrirait son homme, dix amateurs se présentent. Dès les écoles, cette pléthore apparaît; les lycées et les collèges regorgent d'élèves, parmi lesquels beaucoup prétendent acquérir les fameux diplômes qui ouvrent les portes de l'avenir. On a beau bourrer les programmes de matières indigestes, rendre les examens plus sévères et les concours plus difficiles, rien n'y fait. Ces petits potaches ont déjà l'idée d'arriver; ils travaillent dans ce but. Ceux-là même dont l'esprit est lourd et la nature vulgaire sont les plus ardents; ils ont, en général, l'esprit pratique plus développé que leurs camarades mieux doués ; leur courte vue semble plus juste ; ils s'efforcent davantage, ils peinent systématiquement, ils s'épuisent, mais bon nombre d'entre eux réussissent quand même. Ce qui n'empêche pas que, plus tard, dans n'importe quelle carrière intellectuelle, ils seront toujours des fourvoyés.

Il va de soi que les écoles supérieures sont le théâtre des mêmes luttes et des mêmes efforts. Les compétitions sont plus vives, la concurrence plus âpre encore, à mesure que le but s'approche. Étudiants, artistes, écrivains, etc., tous ces pauvres jeunes gens se donnent un mal infini, *pour se faire une position !*... Et quelle position ! Malgré les difficultés de toutes sortes, malgré les obstacles qui hérissent la route, ils sont encore trop qui atteignent le but. Et pour les arrivés, c'est, le plus souvent, la continuation du même « hard-labour ».

Notez que la plupart de ces jeunes gens ont, dans le cours de leurs trop longues et trop difficiles études, forcé leur cerveau. Ils ont emmagasiné des connaissances, soit ! mais ils ont perdu de leur capacité intellectuelle. Les délicates cellules qui sont l'instrument de la pensée, de la mémoire, de l'imagination, ont été con-

contrariées dans leur développement par l'effort malheureux qui leur a été imposé : elles sont endommagées irrémédiablement. Il en résulte une sorte de fourbure cérébrale absolument incurable. C'est ce qui fait qu'on rencontre souvent un jugement plus juste, plus de bon sens et de véritable esprit chez un paysan à peu près inculte mais bien doué que chez tel médecin, tel artiste, tel ingénieur. Et l'on a vu des écrivains d'une certaine valeur faire assez mauvaise figure dans des conseils municipaux de petites communes.

Les intellectuels proprement dits, ne sont pas les seuls à se surmener cérébralement. Les gens d'affaires, financiers, spéculateurs, industriels, commerçants vivent eux-mêmes dans une perpétuelle contention d'esprit.

Le temps n'est plus où une affaire une fois lancée marchait toute seule. Il faut maintenant calculer sans cesse, trouver des expédients nouveaux. La lutte pour la vie, exaspérée comme elle l'est aujourd'hui, a réveillé les instincts sauvages de l'homme. Les mœurs nouvelles, dites mœurs américaines, ressemblent beaucoup, en somme aux mœurs primitives, telles qu'elles furent au temps où les hommes se disputaient, au fond des forêts, la proie dont ils se nourrissaient. La civilisation ne fait plus que fournir des armes et agrandir la lutte. La vraie politesse, les égards mutuels qui rendent la société plus aimable et l'existence plus facile, l'esprit de sage mesure en tout, dans le travail comme dans la jouissance, le sentiment de la dignité morale de la personne humaine, tout ce qui faisait, en un mot, de l'être civilisé un être perfectionné, tout cela est bien en train de disparaître. Nous assistons aujourd'hui, dans le monde où l'on travaille pour l'argent, à une mêlée furieuse où soit par nécessité, soit par simple dilettantisme, chacun met en œuvre toutes ses ressources d'intelligence et d'énergie, prodigue ses forces et sa santé. Ces gens-là ont toujours les nerfs tendus, la cervelle en souffrance. L'effort incessant auquel ils se condamnent dénature en eux les instincts les plus essentiels au maintien du bon équilibre physiologique. Ils perdent le goût du repos, le goût même de la vie pour ce qu'elle a de bon et de vraiment délectable.

***

Le travail manuel est devenu lui-même, pour nombre d'ouvriers, un surmenage nerveux. Dans l'usine moderne, en effet, la machine seule produit la force motrice, donne la vie et l'impulsion à tous les métiers. Ces métiers sont, d'autre part, si ingénieusement agencés, qu'ils manufacturent eux-mêmes la matière première ; on leur a donné, si j'ose dire, des bras et des doigts.

L'ouvrier n'a d'autre rôle que de les surveiller, les diriger, leur fournir la tâche ; il en est le simple servant. A la fin de la journée, la force musculaire qu'il a dépensée, exprimée en kilogrammètres, serait insignifiante en comparaison de celle que dépense un portefaix, un homme de peine, un simple ouvrier des champs.

Et pourtant, cet homme est fatigué. Pourquoi cette fatigue, et quelle est-elle ? C'est là un problème qu'il peut être intéressant d'examiner.

*
* *

Ce qui rend, à mon avis, le travail de l'ouvrier d'usine si fatigant, c'est, en premier lieu, qu'il est trop soutenu. Dans sa journée de huit heures ou de dix heures, les coupures ne sont ni assez longues, ni assez nombreuses.

Il est vrai qu'une fois mise en pression la machine produit à grands frais une force qui doit être le plus possible utilisée ; il y a là une question d'économie, c'est-à-dire une question primordiale !...

En second lieu, ce travail demande de l'attention. C'est une erreur de croire que le travail d'usine est purement routinier et automatique. Les métiers sont rapides et gourmands ; à ces organismes d'acier, aussi brutaux qu'infatigables, il faut présenter l'ouvrage prudemment et méthodiquement, ou l'on risque d'être blessé ; il faut aussi les diriger, corriger au besoin leur fonctionnement défectueux, s'apercevoir à temps des avaries qui peuvent se produire : sinon c'est la diminution de salaire pour malfaçons. On dira que tout cela est affaire d'habitude, c'est un peu vrai ; l'ouvrier qui accomplit depuis longtemps la même tâche se fait une sorte d'éducation des yeux, des oreilles et des doigts. Mais devant ces métiers qui marchent toujours il n'en doit pas moins avoir l'esprit toujours présent *et s'interdire toute distraction.* Et ce travail tend sans doute un peu plus les nerfs que celui du charretier qui conduit une charrue ou qui répand du fumier sur un guéret.

Ce n'est pas tout. L'ouvrier d'usine ne travaille pas librement ; il n'est pas maître de son outil, il n'a pas l'initiative de l'effort qu'il fournit, il obéit à la force qui met son métier en mouvement ; et cette dépendance est une autre cause de fatigue nerveuse.

L'organisme humain, en effet, est merveilleux d'endurance, de souplesse, d'élasticité ; mais il a ses caprices, ses besoins de détente, ses instants de défaillance. On ne peut impunément l'accoupler à un organisme insensible qui marche sans trêve et sans repos avec une régularité impitoyable : ce faisant, on le surmène et ce surmenage affecte surtout les centres nerveux qui sont les capricieux dispensateurs de cette force mystérieuse sans laquelle il n'y aurait ni mouvement, ni perception. Chaque fois qu'un organe passe de l'état de repos à l'état d'activité, et tant que dure cette activité, il reçoit de quelque noyau de cellules centrales non seulement l'impulsion déterminante, mais aussi l'énergie efficiente. Or, les cellules nerveuses ne produisent par la force à jet régulier et continu ; leur fonctionnement est lui-même subordonné aux conditions générales de l'organisme lesquelles sont essentiellement variables. On ne peut exiger du système nerveux un rendement méthodique, ininterrompu, comme d'une machine. Dans les conditions normales, l'homme, qui est un mécanisme vivant et conscient, mesure librement son effort d'après l'état actuel de ses organes, de ses centres nerveux, en particulier ; son travail se traduirait par une courbe extrêmement irrégulière. Au contraire, le travailleur dont l'activité est entièrement réglée par une impulsion extérieure, le travailleur *attelé* et *bridé*, ne peut se servir de sa volonté que pour se forcer et se violenter lui-même incessamment. Son travail, à lui, serait représenté par une ligne droite et régulière, comme celui d'un mécanisme inanimé. De là une fatigue toute spéciale qui résulte moins de la somme de force dépensée que de son débit défectueux, contraire aux lois qui régissent les actes vitaux.

***

Ce qui ajoute encore à l'exaspération, inconsciente souvent, mais très réelle du système nerveux chez l'ouvrier d'usine c'est la spécialisation à outrance du travail. Chaque ouvrier fait la même petite besogne tous les jours, du matin jusqu'au soir ; minuscule organe d'une immense machine, il répète sans cesse les mêmes actes, presque les mêmes mouvements. La diversité des occupations est par elle-même une distraction, une sorte de repos relatif ; l'ouvrier spécialisé dont je parle manque de ce délassement ; son labeur est fatigant parce qu'il est toujours le même. L'atmosphère morale de l'usine est aussi morne que son atmosphère physique est triste et sombre. Le cheval de manège qui tourne sans cesse dans le même cercle devient plus vite fourbu que celui qui court sur les routes et traîne des fardeaux.

***

Un dernier point qui ne manque pas d'importance est le suivant.

On sait que toute fatigue, et à plus forte raison, tout surmenage, qu'il s'agisse des muscles ou des cellules nerveuses, produit des déchets, engendre des poisons, dits poisons de fatigue. Dans les conditions normales, ces poisons s'éliminent au fur et à mesure de leur production. Ces conditions normales comprennent l'exercice, lequel active la circulation du sang, l'hématose, les oxydations et le fonctionnement des divers émonctoires. C'est une des raisons pour lesquelles le travail musculaire est salubre. Mais l'homme qui trouve le moyen de se surmener sans prendre le moindre exercice est un homme qui s'empoisonne chroniquement. C'est le cas des surmenés nerveux en général, c'est le cas des ouvriers d'usine.

*
* *

J'ai pris l'ouvrier d'usine comme type du travailleur moderne. Ce que j'en ait dit peut s'appliquer, en partie du moins, avec certaines variantes et atténuations, à beaucoup d'autres travailleurs similaires, courbés eux aussi sous le joug du labeur collectif et discipliné, ouvriers des grands ateliers, commis et employés des grands magasins, télégraphistes et téléphonistes, etc., etc.

*
* *

Un des traits les plus saillants des mœurs contemporaines est le manque de sobriété, je parle de cette sobriété générale qui fait que l'homme use discrétement des plaisirs et mesure ses jouissances. On aime les sensations fortes, les ébranlements nerveux violents. On demande à la peinture des contrastes heurtés, des tons éclatants, à la musique des harmonies troublantes, à la littérature et au théâtre des émotions brutales ; on n'est plus gourmé ni raffiné, on serait plutôt gourmand et grossier. La vanité elle-même n'a plus ni retenue ni pudeur, elle s'affiche ridiculement.

Ce goût nouveau, — qu'il ne faut pas confondre avec le bon goût, — n'est pas dans nos traditions, à nous Français, ni dans notre tempérament national ; nous n'avons rien gagné en l'adoptant, ni au point de vue de l'art, ni davantage au point de vue de la morale et de la santé publique. Nos villes n'en sont pas plus belles, nos œuvres littéraires n'en sont pas plus glorieuses, — et nous ne nous en portons pas mieux.

L'homme moderne donne libre cours à ses appétits et s'y abandonne tout entier ; les plaisirs qu'il recherche sont ceux dont l'acuité est presque morbide. Ce que veut par exemple, le sportsman, ce n'est pas le plaisir physique du mouvement et de l'exercice, c'est le vertige fou de la vitesse et du danger. L'amour que nos pères cherchaient à poétiser, à ennoblir, à régler, à subordonner à la raison, est redevenu le spasme brutal qu'il était primitivement chez l'homme-animal. La débauche elle-même ne se met plus en frais d'imagination. Les prêtresses de Vénus sont aujourd'hui des professionnelles aussi pratiques que savantes ; leur corporation devient de jour en jour plus nombreuse et plus prospère. Il y en a pour les petits adolescents, pour les jeunes gens, pour les hommes et pour les vieillards. Le mariage étant fortement battu en brèche, il arrivera sans doute un temps où l'amour ne sera plus qu'un vice.

Le besoin d'excitations *artificielles* qui, semble-t-il, est *naturel* chez l'homme et chez quelques animaux supérieurs, a trouvé sa principale satisfaction dans l'alcool. Les pauvres, surtout, les ouvriers, c'est-à-dire l'immense majorité de la population ont recours à ce poison pour tirer de leurs nerfs le plus possible de jouissances factices. Les riches s'en servent aussi, mais ils sont plus prudents, tiennent davantage à leur santé, ont sur l'hygiène des notions plus claires et plus complètes ; ils ne manquent pas, d'ailleurs, d'autres distractions. Les travailleurs d'usine et, en général, tous ceux que le sort a placés au bas de l'échelle sociale, tous ces misérables dont la vie est morne et sans horizon, demandent à l'alcool un peu de cette mauvaise joie qu'il procure à si bon marché. Ils aiment les poisons énergiques qu'une industrie savante et exempte de préjugés leur fournit en abondance : l'eau-de-vie, les boissons à essences, l'absinthe surtout. Ils préfèrent ces drogues infâmes aux vins légers et réconfortants que notre sol produit et qui furent longtemps la seule boisson de l'ouvrier français, boisson hygiénique qui n'engendrait ni la folie ni la tuberculose et qui jetait sur la vie du travailleur un rayon de gaieté et d'illusion. Il est incompréhensible que la société se défende assez mal pour tolérer la fabrication et la vente libre de produits aussi notoirement dangereux, que dis-je, pour admettre que cette fabrication soit une branche d'industrie, et cette vente une branche de commerce, toutes deux normales et florissantes, et que du plus lamentable et du plus effrayant des vices humains, l'Etat et les particuliers tirent un déshonorant profit.

Je serai bref sur la mentalité moderne : non pas que la question ne se rattache étroitement

8

à mon sujet ; la tuberculose est avant tout une maladie d'usure et de dégénérescence et, comme telle, dépend bien plus de causes morales que de causes purement physiques ; mais une analyse un peu complète de la mentalité de notre époque, de ses sources, de ses caractères principaux, de ses conséquences physiologiques et pathologiques entrainerait beaucoup trop loin. Je me bornerai donc à examiner sommairement deux caractères de cette mentalité que je crois les plus importants.

Au point de vue de son état d'esprit, on peut dire que l'homme moderne est d'une *cérébralité excessive.* L'homme qui pense, a dit Rousseau, est un animal dépravé. Cette proposition n'est pas un paradoxe pour le physiologiste et le médecin qui ne font état que du bon fonctionnement de la machine humaine. Il est certain qu'on se porte d'autant mieux qu'on abuse moins de ses organes, surtout de ceux qui ont un rôle primordial dans l'économie. Or, penser pour penser est abuser de son cerveau, de même que manger et boire rien que pour le plaisir est abuser de son estomac. Aujourd'hui, on pense beaucoup trop. La vie n'est plus cette chose toute simple qu'elle était jadis ; elle est devenue extrêmement compliquée ; on a mille besoins à satisfaire qu'on ne soupçonnait pas autrefois ; nombreuses aussi sont les exigences conventionnelles auxquelles même les plus humbles doivent se plier sous peine de rester en marge de la société. Pour beaucoup la vie est un casse-tête permanent. D'ailleurs, cette suractivité du cerveau n'est pas seulement une nécessité ; elle est aussi un besoin et une disposition dont on hérite en naissant. Et il ne s'agit point là, malheureusement, d'une sorte d'évolution de notre espèce vers un plus haut degré d'intellectualité, mais bien d'une mauvaise habitude transmise héréditairement.

La cérébralité excessive qui fait le fond de la mentalité moderne ne se traduit pas seulement par l'hyperactivité mais aussi par l'hypersensibilité du cerveau. De là cette émotivité exagérée, souvent puérile. de notre génération qui est une génération d'inquiets et d'énervés.

Jusqu'à ces derniers temps il restait dans les campagnes reculées une forte réserve de populations heureusement arriérées, c'est-à-dire à peine touchées par la civilisation actuelle et dont la cérébralité toute rudimentaire était à peu près ce qu'elle doit être à l'état de nature. Mais, grâce à l'instruction obligatoire, au service militaire obligatoire, grâce aux moyens de communication toujours plus faciles et plus nombreux, grâce surtout à l'insalubre industrie des petits journaux, nous verrons disparaître, à bref délai, les derniers asiles de cette saine rusticité qui fait les bons tempéraments et souvent aussi les bons esprits.

Ce qu'il y a de plus déplorable, c'est que les femmes et surtout les jeunes filles sont les premières à se civiliser à la moderne. Dans telle famille campagnarde où les hommes sont restés des demi-barbares, la femme est une manière de bourgeoise et la jeune fille une manière de demoiselle. Cette dernière lit des romans, rêve, s'emplit la cervelle de mauvaises chimères, prend en dégoût le toit paternel et les vieilles habitudes familiales. Il est à noter que les jeunes campagnardes qui se civilisent ainsi mal à propos deviennent aisément des névrosées. Ces demoiselles sont sans doute un peu plus éduquées que n'étaient leurs aïeules, mais elles feront de moins beaux et moins solides enfants.

La mentalité contemporaine se caractérise

encore par l'ennui. Les jouissances sont plus vives, plus nombreuses, plus répandues que par le passé, et cependant la gaîté semble perdue. C'est que la gaîté est indépendante des circonstances extérieures ; elle dépend surtout de la santé morale. Les jouissances trop vives et trop répétées engendrent plutôt la fatigue, la dépression, la mélancolie.

La cérébralité intensive dont je viens de dire un mot engendrerait à elle seule l'ennui ; elle est, en effet, une source de fatigue et de dépression continuelle ; elle est cause, en outre, que les moins philosophes réfléchissent sur les laideurs et les misères de la condition humaine, ce qui est mauvais et plein des plus funestes conséquences.

L'ennui vient aux uns parce qu'ils sont blasés, aux autres parce qu'ils désirent tout et ne possèdent rien.

Sans empiéter davantage sur le domaine de la philosophie, constatons simplement — et la chose n'est pas discutable, — que le monde d'aujourd'hui est bien le monde où l'on s'ennuie.

Le rire qui est le propre de l'homme et qui, de plus, est si français, n'est plus au goût du jour. On ne rit pas dans les usines ni dans les bureaux, ni dans les wagons, ni dans les salons; on ne rira bientôt plus dans les lycées ni dans les collèges, les petits potaches étant devenus abominablement sérieux ; on ne rira plus qu'au théâtre — et de quel rire! — et dans les chaumières.

Ennui et cérébralité excessive, ces deux termes résument, si je ne me trompe, la mentalité de notre âge, son état d'âme et son état d'esprit.

Une pareille mentalité engendre les névroses ou favorise leur éclosion et les névroses sont plus souvent qu'on ne le croit les pourvoyeuses de la tuberculose.

Elle crée aussi, par elle-même et par les abus qu'elle inspire, cette moindre résistance organique qui rend plus efficaces les causes occasionnelles d'usure et dégénérescence.

***

Conclusion : les mœurs du XXe siècle sont éminemment propres à produire le surmenage nerveux; et le surmenage nerveux, tel qu'il existe aujourd'hui, c'est-à-dire poussé à l'extrême et atteignant toutes les classes de la société, est la raison unique et suffisante des deux grands fléaux modernes : neurasthénie et tuberculose.

On peut se demander ce que sera dans un siècle la race humaine si rien ne vient enrayer ou dévier la marche actuelle de la civilisation.

HUITIÈME LECTURE

Tuberculose et Climats.

Le bacille de Koch est un microbe à peu près cosmopolite. Nous voyons, en effet, la tuberculose naître et évoluer sous tous les climats, plus dangereuse toutefois et plus aiguë dans les contrées chaudes. Dans les pays où l'hiver est long et mauvais, qui comprennent toute l'Europe, sauf son bord méridional, le gros inconvénient pour les malades est le confinement presque forcé à l'intérieur du logis. La pluie, les vents glacés, la neige, la tristesse du ciel, la brièveté des jours n'engagent pas à sortir. On devient presque fatalement casanier ; on s'habitue à vivre les fenêtres closes, au coin du feu, ce qui est mauvais pour tous, mais pour ceux surtout dont les poumons avariés respirent insuffisamment.

Le Midi, tout en étant beaucoup plus habitable que le Nord, n'est pas non plus sans inconvénients. Les hivers y seraient plutôt perfides. Les hautes températures estivales produisent sur certaines constitutions un effet déprimant et entravent les fonctions digestives. Enfin, la chaleur atmosphérique semble influer sur le bacille lui-même pour lui donner son maximum de virulence.

***

La moyenne thermique qui dépend, avant tout, du degré de latitude, mais qui est aussi subordonnée à de nombreuses circonstances locales, est le plus important, mais non le seul élément d'un climat. L'altitude, l'humidité de l'air, la force et la direction des vents dominants, la nature du sol, la végétation sont des conditions qui doivent entrer sérieusement en ligne de compte. Il faut encore distinguer, dans une même zone, le climat maritime et le climat continental, les climats de vallée, de plaine ou de haut plateau.

Chaque constitution de malade et chaque forme de tuberculose s'adaptant, au moins théoriquement, à un milieu spécial, la question de climat, en ce qui concerne les tuberculeux, n'est pas, à première vue, d'une simplicité élémentaire.

* * *

Ce qui, en pratique courante, simplifie cette question, c'est que, d'une manière générale, le tuberculeux banal, celui que, huit fois sur dix, nous sommes appelés à traiter, se trouve aussi bien et même beaucoup mieux dans son pays que partout ailleurs. En effet, tout changement de climat est un dépaysement. Or, le tuberculeux est un être nerveux, impressionnable, capricieux. Il a vite épuisé ce qu'une résidence nouvelle offre de distraction. Le spleen arrive ou, au moins, une certaine inquiétude, une pointe de nostalgie. Il éprouve une sensation d'exil et d'isolement. Bref, sans se l'avouer, il devient plus ou moins triste..., à moins que pour s'étourdir il ne s'amuse. Il suffit d'avoir pratiqué les plages du Midi pour s'être rendu compte que la plupart des tuberculeux qu'on y envoie si banalement sont bien tels que je viens de dire. Or, il est mauvais que le tuberculeux s'ennuie, mauvais aussi qu'il s'amuse.

Mais les funestes effets du dépaysement ne sont pas seulement moraux, il en est aussi d'ordre physique.

Il n'existe point de climat idéal ; tous ont leurs lacunes, tous offrent leurs dangers, auxquels on s'habitue avec le temps, si bien qu'on n'a plus à les redouter. Mais cette adaptation est toujours plus ou moins exclusive ; en s'accoutumant à certaines particularités climatériques, on se rend plus sensible aux particularités contraires ou seulement très différentes. De sorte que toute région, même des plus favorisées, comporte pour les nouveaux arrivants une période d'acclimatement, laquelle n'est pas exempte de péril pour les malades et surtout pour les tuberculeux. Je prends comme exemple un malade du Nord. Le Nord est la région qui fournit le plus de tuberculeux aux stations du Midi. Ce malade est né et a vécu en terre de Flandre ; il est fait à ses hivers humides et modérément froids, aux chaleurs moites et lourdes de ses étés, à son ciel souvent voilé de brume, à ses horizons bornés ; vous l'envoyez dans quelque station de cette Provence qui est comme un petit morceau d'Afrique ; vous croyez lui rendre service et vous risquez simplement d'en faire un fébricitant, un hémoptysique, et d'imprimer à son affection une allure aiguë. On pourrait croire cet exemple choisi à dessein, les climats dont il s'agit étant les plus opposés qui soient en France. Mais on sait que les malades du Nord, de l'Angleterre, de la Belgique, fréquentent de préférence les stations de la Riviera ; question de mode, question aussi d'attirance instinctive vers ces bords uniques où règne le soleil. Certaines régions, comme le Sud-Ouest, surprennent moins les nouveaux arrivés qui viennent des pays froids ; mais l'aléa de l'acclimatement subsiste toujours, plus ou moins. Du moment que l'on cherche de nouvelles conditions météorologiques, il faut s'attendre à de nouvelles réactions du climat sur l'organisme. Quand on a vécu et pris racine sur les rives de la Seine, de la Somme ou de la Meuse, on n'est pas du jour au lendemain naturalisé riverain de la Garonne ou de l'Adour.

Ceci n'a, évidemment, d'importance que pour les malades, et surtout pour les tuberculeux.

*
* *

De nombreux malades souffrent réellement de ces déplacements et s'en reviennent beaucoup plus avancés qu'ils n'étaient à leur départ ; ce sont, en général, ceux qui n'ont pas l'habitude des voyages et qui n'ont jamais abandonné leur pays natal ; ce sont aussi les sujets nerveux, impressionnables, les porteurs de lésions étendues, etc. D'autres n'ont rien perdu ni rien gagné ; chez eux les avantages et les inconvénients du déplacement se sont sensiblement compensés ; ils sont tels au retour qu'ils seraient s'ils n'étaient point partis. D'autres enfin ont notablement bénéficié de leur villégiature hivernale qui leur a permis de ne pas interrompre leur cure ordinaire. On voit des tuberculeux qui possèdent une faculté naturelle d'acclimatement ; ils sont partout comme chez eux. D'autres ont acquis cette faculté en voyageant beaucoup tandis qu'ils jouissaient d'une bonne santé ; ils se trouvent acclimatés partout parce qu'en réalité ils ne le sont nulle part. C'est à ces cosmopolites de constitution ou d'habitudes qu'il convient de conseiller les villégiatures plus ou moins lointaines.

Enfin, certains tuberculeux ont une sensibilité toute spéciale des muqueuses respiratoires ; ils s'enrhument et toussent pour le moindre refroidissement pour la plus légère cause d'irritation. Le froid leur est préjudiciable non pas tant parce qu'ils sont tuberculeux que parce qu'ils sont, si j'ose dire, des bronchitiques. Il est certainement utile d'envoyer, quand on le peut, ces hypersensibles passer l'hiver sous un ciel clément.

Le tout, lorsque l'on croit devoir envoyer un tuberculeux à quelque cent lieues de son domicile c'est de ne pas oublier qu'il est un malade et non pas un touriste et de lui choisir une station convenable. Sur ce point les données classiques ne font point défaut et, chose curieuse elles s'accordent assez bien. Il suffit de s'y conformer en s'entourant de tous les renseignements utiles sur la constitution du malade, la forme et le degré de son affection et aussi sur le genre de climat auquel il est accoutumé.

***

Sous les latitudes méridionales, certaines stations continentales ou insulaires sont tellement privilégiées par suite d'éléments climatériques qui leurs sont particuliers que toutes les saisons y sont favorables aux tuberculeux pulmonaires une fois acclimatés. Aux malades qui disposent de tous les moyens de se soigner et que rien ne retient ni ne rappelle chez eux, on doit conseiller d'y élire domicile pour longtemps, jusqu'à guérison complète. Ainsi éviteraient-ils les fatigues et les multiples inconvénients des déplacements bi-annuels; ainsi se préserveraient-ils des tentations qui les attendent à chaque retour, dans leur milieu et leur entourage habituels.

De même ceux qui ont suivi un traitement sanatorial prolongé feraient sagement d'habiter un certain temps, le plus longtemps possible, à proximité du sanatorium où ils ont recouvré une santé relative, complétant librement leur cure et en assurant le bénéfice.

*
* *

J'ai dit que le tuberculeux banal, celui que nous traitons d'ordinaire, sera très souvent mieux placé dans son pays que partout ailleurs pour se soigner et se guérir. C'est vrai, mais si nous ne l'engageons pas, en bien des cas, à changer de climat, nous ne voulons pas qu'il habite en un endroit insalubre ni même simplement défavorable. S'il existait partout des sanatoriums avantageusement placés, la question serait toute résolue ; mais cela n'est pas et ne sera peut-être jamais. Alors que peut-on faire pour le tuberculeux qui n'ayant pas avantage à aller chercher au loin sa guérison — ou n'en ayant pas les moyens — est décidé à ne pas quitter son pays natal ? A la vérité, ce cas est, de fait, le cas ordinaire.

En premier lieu, si le malade habite la ville il est indispensable qu'il la quitte pour toute la durée de sa cure et s'en aille *hiver* comme été, habiter la campagne ; l'atmosphère urbaine est funeste aux tuberculeux ; elle contient trop de microbes et de poussières, trop de miasmes humains.

Tous les tuberculeux aux champs : Voilà une règle qui ne devrait souffrir aucune exception.

Mais, à la campagne, tous les sites ne sont pas également salubres et il importe de faire un choix judicieux. Le cas peut ainsi se présenter souvent qu'un malade vivant à la campagne doive lui-même être déplacé.

Les indications primordiales sont la perméabilité du sol, une protection naturelle contre les vents du nord et de l'est, colline ou rideau de bois, et enfin une atmosphère aussi exempte que possible de brumes et d'exhalaisons marécageuses ; les vallées encaissées et profondes sont toujours à éviter ; les plateaux élevés et boisés conviennent admirablement. Le voisinage d'une grosse agglomération, surtout industrielle, est défavorable.

Il est rare qu'on doive chercher très loin, pour trouver réunies des conditions aussi simples, qui sont pourtant très suffisantes. Si votre malade est riche, il pourra, sur l'emplacement choisi, louer une maison confortable ou, au besoin, faire édifier en quelques semaines un châlet qui sera son petit sanatorium privé. Sinon, qu'il loue un appartement, une chaumière même, qui sera rendue habitable à peu de frais ; le luxe n'a rien à faire avec le traitement de la tuberculose. S'il désire prendre sa pension dans une maison particulière, c'est au médecin qu'il appartiendra d'aplanir les difficultés en rassurant le propriétaire auquel il fera comprendre que des précautions fort simples garantissent sûrement contre la contagion, à la condition que le malade reste isolé. D'ailleurs, les malades qu'on placerait de cette façon seraient des « premier degré » peu dangereux.

Je suis persuadé que ces moyens mis en pratique donneraient de bons résultats. Dans la cure de la tuberculose, le *site* importe bien plus que le *climat*. On serait souvent plus utile à son malade en le plaçant comme je viens de dire qu'en l'expédiant dans la plus ensoleillée des stations de la Riviera. Ce pauvre être blessé a surtout besoin de repos, d'air pur et de réconfort moral. Faites-lui, lorsque rien ne s'y oppose, son nid de malade le moins loin possible de son nid familial.

***

Il reste à nous occuper des tuberculeux externes et des prédisposés.

Les tuberculeux externes, à de rares exceptions près, sont des scrofuleux, et on sait, de temps immémorial, que la scrofule se modifie très avantageusement sous l'influence du grand air, en général, et surtout de l'air marin.

Sur la nature de la scrofule, on a émis de nombreuses hypothèses dont plusieurs, probablement, contiennent une part de vérité. Ce qu'on appelait autrefois la diathèse scrofuleuse ne semble être qu'une dégénérescence non spécifique due à un certain état d'infériorité des cellules procréatrices. Suivant cette conception, le parent tuberculeux, par exemple, n'est pas seulement sujet à transmettre à son descendant cette modalité cellulaire spécifique, cette véritable variation morbide qui sera l'hérédo-tuberculose ; il pourra encore arriver ceci, surtout si le géniteur est très anciennement tuberculeux : la cellule procréatrice qui émanera de lui sera affaiblie, *amoindrie* dans ses énergies protoplasmiques de telle sorte que les cellules qui formeront l'être nouveau seront, comme celles dont elles dérivent, de pauvres éléments anatomiques, d'une vitalité insuffisante et d'une activité inférieure à celle des éléments normaux.

Le parent syphilitique, le parent alcoolique, le parent sénile ou débilité profondément par la misère, la privation d'air, de lumière, etc., pourront engendrer des produits pareillement dégénérés. Et c'est cette dégénérescence, c'est, plus exactement, cette diminution des énergies constitutives de la cellule qui me paraît être la diathèse scrofuleuse ; la scrofulose serait, si l'on veut bien accepter ce néologisme, de l'*hypobiose*.

Sans nous étendre davantage sur ce sujet, qui prêterait aisément à des développements exagérés, disons de suite que les tissus du scrofuleux étant de qualité inférieure il n'est pas surprenant que la peau de l'enfant scrofuleux et celles de ses muqueuses qui sont exposées à de continuelles érosions et à toutes les infections du dehors soient le siège de lésions multiples et tenaces. Les cellules tégumentaires offrent, dans l'espèce, une barrière insuffisante aux attaques microbiennes. Ainsi naît l'impétigo infantile dont les poussées si rapides, parfois, et si étendues sont dues probablement à la dissémination par les ongles et à la propagation par le réseau lymphatique superficiel d'un germe que le terrain lui-même rend, en certaines circonstances, particulièrement virulent; ainsi naissent la blépharite ciliaire, la kératite, le coryza chronique, les ulcérations buccales, etc. Un peu plus tard on voit les ganglions s'infecter et alors se produisent ces adénites si caractéristiques qui sont le début des *écrouelles*.

Ces diverses lésions tégumentaires et ganglionnaires, à marche généralement chronique et récidivante, retentissent sur l'état général du sujet par les infections diverses, même plus ou moins bénignes, qui les produisent ou les compliquent. C'est par elles que l'*hypobiose* commence à devenir la *scrofulose* telle que nous la connaissons avec sa physionomie et son appparcil symptomatique classiques.

Mais, chose plus grave, ces lésions superficielles sont des portes toutes grandes ouvertes à la tuberculose.

Le bacille de Koch est partout : quoi d'étonnant qu'avec le temps il arrive à *se greffer* sur ces ulcérations chroniques où pullulent de nombreuses variétés microbiennes qui semblent lui préparer son terrain sur un milieu d'ailleurs peu favorable ? Telle serait l'origine des adénites tuberculeuses, de certains abcès sous-cutanés, du lupus, etc., et plus profondément, des arthrites et ostéites tuberculeuses.

On pourrait dire, d'une manière générale, que les tuberculoses externes ne sont que des scrofulides bacillisées, ou, si elles sont profondes, qu'elles dérivent de scrofulides bacillisées.

Il y a apparemment lieu d'être surpris que l'organisme inférieur des scrofuleux ne se laisse pas envahir du premier coup par le bacille de Koch, que les tuberculoses externes soient si lentes et même susceptibles de guérison spontanée et, enfin, que la tuberculose pulmonaire ne se greffe pas plus souvent sur la scrofule, qu'elle ne soit pas plus hâtive dans son apparition, plus accélérée dans son évolution.

D'après une statistique de Marfan, sur deux cents adultes qui pendant leur enfance ont été atteints d'écrouelles et en ont guéri avant l'âge de quinze ans, on trouve un seul tuberculeux, tandis que deux cents sujets quelconques indemnes de toute tare scrofuleuse fournissent quarante tuberculeux. Il serait intéressant de savoir si tous ces adultes ont été pris au même âge et à quel âge on les a pris, et, en second lieu, quelle est la mortalité tuberculeuse des enfants scrofuleux comparée à celle des enfants non scrofuleux, au-dessous de quinze ans. Quoi qu'il en soit, de pareils chiffres sont réellement surprenants et cette statistique, en supposant même qu'elle ne soit pas exempte de certaines lacunes qui en atténuent plus ou moins la portée, semble prouver d'une manière certaine que les scrofuleux sont moins exposés que les non-scrofuleux à la tuberculose pulmonaire.

L'explication de Marfan est toute simple.

Les scrofuleux ainsi réfractaires au bacille de Koch seraient de souche tuberculeuse. De par cette tuberculose parentale les enfants sont nés scrofuleux et, dans une certaine mesure, immunisés contre la tuberculose.

Cette théorie est d'autant plus séduisante qu'elle a le mérite de s'accorder avec les idées actuelles sur l'hérédité et l'immunité. Mais est-elle bien prouvée ? L'immunisation contre la tuberculose par la tuberculose elle-même est tellement précaire, quand elle existe, qu'il semble bien étonnant qu'elle puisse ainsi passer d'une génération à une autre, plutôt accrue que diminuée. Et, d'autre part, est-il démontré que seuls les scrofuleux de souche tuberculeuse sont réfractaires au bacille de Koch, à l'exclusion de tous les autres scrofuleux?

Mais est-il bien nécessaire d'invoquer ici l'immunisation positive ? Nous n'avons, après tout, que des notions peu précises et très incomplètes sur la réceptivité tuberculeuse. Nous savons que certains états organiques la favorisent et que d'autres la contrarient ; mais nous ignorons parfaitement ce qui rend la cellule bacillisable. Autre chose est cette mystérieuse affinité cellulaire pour le bacille de Koch, autre chose le syndrome grossier et complexe que nous désignons par les termes de dégénérescence, d'affaiblissement général et de déchéance organique. Les cellules du vieillard sont affaiblies, leur vitalité est amoindrie et, loin d'en être plus bacillisables, elles présentent une résistance particulière à la tuberculose.

Alors pourquoi ne pas admettre que les cellules indigentes du scrofuleux, comme celles de l'organisme sénile, ne conviennent pas, en raison même de leur indigence en énergies protoplasmiques, au bacille tuberculeux ?

Ce n'est là qu'une vue de l'esprit ; mais cette vue de l'esprit est au moins en accord avec tous les faits observés ; elle est compatible avec la multiplicité indéniable des origines de la scrofule ; elle rendrait compte, même, de cette observation que tous les praticiens ont l'occasion de faire journellement et que font aussi les profanes, à savoir que les scrofuleux sont peu sujets aux infections aiguës, comme si leurs organismes, précocement séniles, ne fournissaient pas le répondant nécessaire aux énergies microbiennes.

En résumé :

La tuberculose externe est souvent, presque toujours, conséquence de la scrofule.

La scrofule n'est pas une maladie spécifique ; elle consiste en une insuffisance constitutionnelle des éléments anatomiques ou, si l'on veut, des énergies qui composent la cellule.

Cette insuffisance est cause des lésions banales dont le scrufuleux se trouve atteint dans ses revêtements cutanés et muqueux les plus exposés aux offenses extérieures, elle est responsable aussi, par conséquent, des affections tuberculeuses qui se produisent par la suite, celles-ci n'étant que les lésions banales de la scrofule infectées par le bacille de Koch.

Ces données sommaires suffisent à justifier l'emploi de la climatothérapie contre la tuberculose externe et la scrofule, et à expliquer son efficacité.

***

Dans la cure de la tuberculose, l'action du climat est, pour ainsi dire, toute négative. Quand nous déplaçons un malade, nous cherchons simplement à le mettre à l'abri des intempéries saisonnières qui peuvent lui être nuisibles et entraver son traitement. Appliquée à la tuberculose externe et à la scrofule, la climatothérapie est, au contraire, une méthode de cure absolument positive et douée, par elle-même, d'une efficacité merveilleuse ; la lumière solaire et certaines qualités de l'air atmosphérique exerçent ici une réelle action thérapeutique.

Remarquons d'abord que le scrofuleux peut être déplacé et dépaysé sans aucun inconvénient. Le scrofuleux n'est pas, comme le tuberculeux pulmonaire, un être nerveux, vibrant, ultra-sensible à toutes les influences extérieures et réagissant sans cesse contre ces influences. Au physique comme au moral, c'est un indifférent, un engourdi. La somme d'énergies élémentaires qui le composent semble être inférieure à la somme d'énergies qui composent l'être humain normal. Toutes ses fonctions se ressentent de cette pauvreté constitutionnelle et sont toutes plus ou moins languissantes. Dans le domaine pathologique, cette torpeur générale de l'organisme scrofuleux n'est pas sans inconvénients ; elle favorise à un très haut degré la chronicité de toute lésion et, conséquemment la production des infections secondaires ; mais elle a cet avantage d'écarter souvent les réactions trop vives et de laisser un plus libre champ à l'emploi des diverses méthodes thérapeutiques. C'est ainsi que vous pourrez envoyer d'emblée sur l'un ou sur l'autre bord de la Méditerranée le scrofuleux du Nord qui jusque là n'aura pas quitté l'ombre de son clocher. Il vivra à Nice, à Cannes, à Alger, comme il vivait à Lille et à Dunkerque. Les différences climatériques entre ces divers points sont énormes : le scrofuleux n'en est nullement impressionné parce que ces différences ne sont point des causes suffisantes pour ébranler son organisme et provoquer des réactions préjudiciables.

Le climat le plus efficace contre la scrofule est le Midi, je parle du Midi ensoleillé, comme la Provence maritime et les côtes algériennes. L'atmosphère de ces régions étant généralement très pure, l'action du soleil y est puissante et continue ; la chaleur et la lumière s'y déversent à profusion. Or, on sait que la chaleur et la lumière sont la source de toutes les actions vitales. Les énergies atomiques dont les combinaisons font la cellule organique sont émanées primitivement des rayons solaires. Les scrofuleux qui sont des êtres nés en état d'infériorité vitale ont besoin de beaucoup de soleil.

Ils ont besoin aussi d'un air vif et sec qui fasse de bonne hématose, stimule les fonctions végétatives, favorise l'appétit et les digestions.

Il leur est utile, enfin, de résider sous un ciel serein, condition qui favorise la vie en plein air.

Les rivages de la Méditerranée sont un vrai pays de régénérescence pour le scrofuleux. Non seulement leur constitution s'y complète et reprend à sa source même la *force* qui lui manque, mais leurs téguments s'y durcissent, s'y retrempent, deviennent moins sujets à ces multiples érosions et infections qui sont les causes occasionnelles de tous les accidents de la scrofule. Ce beau hâle que prennent si vite, au bord de la mer, les peaux fines et délicates prouvent déjà la puissante action bio-chimique de la lumière. Mais cette pigmentation superficielle est par elle-même assez insignifiante. Ce qu'il y a de vraiment important, c'est le *renforcement* des cellules profondes sous l'action des rayons solaires, renforcement qui les fait se comporter plus normalement en présence des divers agents nocifs, simplement mécaniques ou surtout microbiens, qui les menacent sans cesse. Le plus grand service qu'on puisse rendre à un scrofuleux est de lui faire une peau solide.

Les plages de l'Océan sont moins ensoleillées; mais le miroir de la mer y rend l'atmosphère incomparablement plus lumineuse que dans l'intérieur des terres. L'air y est vif et pur ; les saisons y sont moins tranchées et la température beaucoup plus uniforme que sous les climats continentaux, de sorte que la cure de plein air y est possible en tout temps. Les scrofuleux qui ne peuvent se rendre à la Méditerranée trouveront sur les plages atlantiques, des conditions de cure, non plus idéales, mais suffisantes et efficaces.

***

Une question se pose : la scrofule étant par elle-même peu favorable à la tuberculose n'est-ce pas nuire en réalité à un sujet atteint d'affections tuberculeuses externes que de chercher à le rendre moins scrofuleux, par la climatothérapie ou tout autre moyen ? La même remarque est applicable au tuberculeux viscéral présentant les attributs de la scrofule.

Eh bien ! non. Car il n'est pas douteux que l'état cellulaire qui constitue la scrofule, ne se modifie pas essentiellement sous l'influence de toutes les thérapies possibles.

Ce que modifient le soleil, le plein air, l'hygiène convenable, c'est le fonctionnement des grands appareils de l'économie ; le sujet digère mieux, assimile davantage, fait de meilleure hématose, élimine plus complètement ses déchets, en un mot, tire un meilleur parti des éléments pauvres dont il est formé ; le tégument seul, directement soumis à l'action des rayons solaires, peut s'améliorer dans la constitution même de ses éléments.

S'il arrive néanmoins, qu'avec le temps, et grâce aux bénéfices accumulés de ses cures et d'une hygiène parfaite le sujet devienne moins scrofuleux qu'il n'était originellement, sa meilleure santé suffit à compenser ce qu'il aurait perdu de son privilège par rapport à la tuberculose.

Quelle que soit sa constitution, tel individu deviendra moins bacillisable par cela seul qu'i se portera mieux. Et l'on peut se porter très bien avec de mauvaises cellules et de bonnes conditions d'hygiène jointes à des circonstances favorables, comme on peut se porter très mal avec de bonnes cellules et des conditions et circonstances contraires.

On est donc autorisé à combattre la scrofule des tuberculeux externes.

Et, de fait, la climatothérapie leur rend de signalés services. En modifiant leurs cellules tégumentaires elle les prémunit contre de nouvelles lésions toujours possibles. Quant aux lésions actuelles elle en accélère la guérison. En effet, ces lésions sont entretenues et éternisées par les nombreuses variétés microbiennes qui, à l'encontre du bacille de Koch, trouvent sur ces tissus pauvres un terrain éminemment favorable. La climatothérapie qui améliore ce terrain apporte une aide puissante et souvent indispensable à la thérapeutique et à la chirurgie.

***

La question du climat peut aussi intéresser certains prédisposés.

Je distingue parmi les prédisposés deux catégories principales.

La première se compose de ceux qui, nés sains et robustes ou, au moins, exempts de tares positives, sont devenus, de par les conditions de leur existence, des candidats à la tuberculose. Ce sont presque toujours des surmenés. On doit ranger à côté d'eux ceux pour qui l'on a des raisons de craindre les effets d'une cohabitation prolongée avec un phtisique. Aux uns et aux autres, pour éviter l'apparition des accidents que l'on ne fait que redouter, il est indiqué de prescrire une période de repos plus ou moins prolongée, une hygiène sévère et comme adjuvant de ce traitement préventif, un climat sain et agréable, permettant la vie continuelle en plein air. On comprend que dans ces conditions le choix de la station n'a qu'une importance secondaire : le médecin peut se plier aux caprices de son client.

La seconde catégorie est celle des prédisposés constitutionnels.

Les enfants des grands infectés et des grands diathésiques, tuberculeux, syphilitiques, alcooliques, cancéreux, diabétiques, etc., sont de types fort divers. Et cette diversité est due sans doute aux hasards de la procréation puisqu'on rencontre ces types différents dans une même famille, issue des mêmes géniteurs. Les uns continuent simplement la maladie des parents ; les autres, peut-être les plus nombreux, échappent à toute influence héréditaire ; d'autres sont des scrofuleux, c'est-à-dire des êtres nés de germes plutôt amoindris que viciés ; d'autres, enfin, sont des débilités à réactions vives, exagérées, témoignant d'une activité cellulaire considérable, mais troublée ; les grandes fonctions de la vie végétative se font chez eux d'une manière défectueuse, irrégulière ; leur nutrition est imparfaite ou mauvaise, leurs échanges respiratoires sont anormaux, inconstants, ordinairement exagérés, accélérés ; ils sont nerveux, irritables, comme s'ils étaient conscients d'une sorte de prédestination à une existence précaire, à une fin prématurée. Ce ne sont pas de vrais héréditaires comme l'hérédo-tuberculeux ou l'hérédo-syphilitique ; ce sont des dégénérés qui, contrairement aux précédents, semblent doués d'une aptitude spéciale aux diverses infections microbiennes, et en particulier à l'infection la plus répandue, la tuberculose : je les appelle des prédisposés constitutionnels.

Ces prédisposés sont à soigner par les mêmes méthodes que les tuberculeux avérés de la première période ; ces méthodes seront seulement plus largement comprises, moins rigoureusement appliquées et ne comportent en général aucune thérapeutique.

La climatothérapie leur est, surtout, applicable et utile. Ils sont, en effet, plus déplaçables que les tuberculeux et il est indiqué de les faire vivre sous des climats privilégiés.

Quand les circonstances le permettent, il ne faut pas hésiter à conseiller une *transplantation* complète et définitive. Nous avons à nos portes une merveilleuse colonie, l'Algérie. C'est là que devraient se régénérer tous nos tarés et débilités que guette la tuberculose. La beauté et la constance du climat en font un séjour de choix pour l'existence en plein air. On y peut vivre confortablement, dans une grande liberté, loin des grands foyers humains qui sont toujours de grands foyers microbiens, à l'écart des tentations pernicieuses et des occasions de surmenage. A notre époque de vie intensive et aussi anti-hygiénique que possible il serait avantageux que cette belle France africaine encore si déserte recueillît nos épaves et devînt pour la métropole une sorte de grand sanatorium préventif de la tuberculose.

Chimère et fantaisie que tout cela, dira-t-on! C'est possible, au moins pour le moment présent. Mais cette idée qui d'ailleurs n'est pas nouvelle, est peut-être une idée d'avenir. Le mal engendré par la civilisation actuelle est tellement grand que nul moyen de salut ne saurait paraître extravagant. En attendant les encouragements officiels, nous pourrions fort bien, nous médecins. quand l'occasion s'en présente, diriger les chétifs, les prédisposés vers l'Algérie et la Tunisie, leur conseiller d'y vivre à l'écart du monde, ce qui n'est pas malaisé en ces régions à peu près désertes, de s'y régénérer par un travail salubre et une hygiène bien entendue. Il suffit de quelques-uns pour en entraîner d'autres ; ainsi s'établirait un courant. Nous aurions de cette manière, par exception, une colonie utile.

***

Nous avons vu que la climatothérapie ne consiste, en ce qui concerne les tuberculeux et les prédisposés, qu'à les placer dans les conditions les plus favorables à la cure d'air, à leur éviter les intempéries saisonnières qui leur sont préjudiciables et les confinent trop souvent dans l'intérieur de logis que leur présence seule rend insalubres.

Nous avons vu aussi que la cure climatérique de la scrofule et de la tuberculose externe était, en somme, une cure de soleil et d'air excitant.

Mais existe-t-il certains climats spéciaux vraiment curatifs par eux-mêmes ? En d'autres termes la climatothérapie de la tuberculose, au sens rigoureux du mot, est-elle une réalité ? Evidemment non. Les climats dits spéciaux, comme le climat d'altitude, n'offrent jamais que des qualités négatives ou certains avantages partiels qui aident au traitement ; ils ne sont doués d'aucune vertu spécifique.

C'est qu'en effet, ainsi que je l'ai fait remarquer au début de cette lecture, la tuberculose est une maladie qui fleurit sous toutes les latitudes ; elle est la maladie humaine par excellence en ce sens qu'indépendante de toutes conditions telluriques, météorologiques ou autres, elle s'attache aux pas de l'homme et pénètre partout où il pénètre lui-même.

A moins, peut-être, qu'il n'aille habiter des sommets éternellement couverts de neige ou les rivages glacés des terres polaires.

Et encore !...

NEUVIÈME LECTURE

Tuberculose et Sanatoriums.

On sait que le sanatorium pour tuberculeux, tel qu'on le comprend et qu'il existe aujourd'hui, est d'origine allemande. Nos voisins ont pensé qu'ils tenaient enfin le moyen de vaincre la tuberculose. Et comme l'esprit français est très accueillant aux idées étrangères, nous avons essayé de partager, pour ce nouvel instrument de thérapeutique tuberculeuse, l'enthousiasme qui régnait au-delà du Rhin. Mais le corps médical français n'a jamais marché à fond ni avec ensemble ; à côté des sanatoristes convaincus et fervents, il y eut toujours des sceptiques et des dissidents ; peut-être même ces derniers furent-ils les plus nombreux. Aujourd'hui le courant est franchement anti-sanatorial et l'on ne se gêne plus pour dire que les Allemands se sont lourdement trompés et ont dépensé des sommes énormes sans atteindre les résultats sur lesquels ils comptaient.

***

Il me semble que la question a été, dès le début, mal posée et que là est la cause principale des controverses que le sanatorium a suscitées et du revirement d'opinion que nous constatons aujourd'hui.

Le sanatorium, pour les Allemands, est un établissement où l'on doit *guérir* les tuberculeux ; c'est là son unique raison d'être ; son nom vient de *sanare*, qui signifie non pas soigner, mais guérir. Partant de cette conception, ils ont fait du sanatorium un établissement étroitement utilitaire. La thérapeutique ancienne laissait très généralement mourir les tuberculeux. Or, la mort prématurée d'un homme est, en définitive, pour la société et la famille, la perte sèche d'un certain capital. Le sanatorium sait en quelque sorte, tirer parti de ces hommes que la tuberculose a entamés et avariés ; s'il ne les guérit pas à fond, il les guérit économiquement, c'est-à-dire qu'il les remet sur pied, en état de travailler et de rapporter encore pendant un certain nombre d'années. Le sanatorium est, si j'ose dire, un atelier de réparation : certes la réparation coûte gros; mais le résultat justifie et paie les débours et, au point de vue financier, l'affaire est bonne.

Telle est, dans ses grands traits, l'idée allemande du sanatorium, idée qui implique nécessairement un pourcentage élevé de guérisons, au moins de guérisons économiques, et, par conséquent, l'efficacité presque assurée de la cure.

Cette conception du sanatorium a répugné tout d'abord aux médecins français : Pourquoi ? Aurions-nous naturellement une plus grande hauteur de vues que nos voisins d'Outre-Rhin ? Je crois plutôt que le bon sens français, aidé d'un certain scepticisme en matière de thérapeutique, scepticisme qui est bien dans l'esprit national, nous à conduits à juger instinctivement que l'affaire était mauvaise. Très peu, parmi les médecins, et même parmi les profanes, ont cru que la fameuse cure hygiéno-diététique suffirait à guérir la terrible tuberculose ; nous avons flairé là-dessous un bluff ou un emballement aveugle, l'emballement d'hommes qui ne se méfient pas assez des théories et des statistiques. Et il semble bien, d'après de récentes discussions, que notre méfiance était fondée. Il est prouvé maintenant que le sanatorium utilitaire ne rapporte pas ce qu'il coûte ; il ne rétablit les malades que pour un temps trop limité ; les « premier degré » eux-mêmes qui sortent *guéris* ne sont pas aptes à tous les travaux ; ils restent des êtres fragiles, sujets aux rechutes ; en un mot, ce genre d'établissement ne tient pas ce qu'on lui fait promettre, il s'en faut même de beaucoup. De là une réelle déconvenue et une défaveur marquée, même en Allemagne.

Antérieurement à l'œuvre allemande, il existait, un peu partout, des sanatoriums pour riches ; on y faisait des cures spéciales, surtout la cure climatérique. Depuis, l'essor étant donné, on en créa d'autres, en France, en Angleterre, en tous pays, où l'on appliqua la méthode nouvelle, dite hygiéno-diététique. Si cette méthode se montrait efficace dans les sanatoriums ouvriers où les dépenses sont nécessairement restreintes, elle devait opérer des merveilles dans ces établissements somptueux où rien n'était épargné pour qu'elle fût appliquée avec une perfection idéale. Ce fut un engouement universel.

On fonda aussi des sanatoriums de bienfaisance où les malades pauvres étaient soignés gratuitement; les philanthropes qui fournissaient les sommes nécessaires étaient persuadés que cet or qu'ils dépensaient généreusement procurerait de nombreuses guérisons.

De tous côtés, hélas, il fallut en rabattre. Sur la foi de ceux qui avaient conçu et lancé la grande entreprise allemande, on avait trop espéré; le public au moins s'était réellement illusionné. Quand les résultats de la cure sanatoriale furent discutés et connus, ce fut un découragement général. Et, chose curieuse qui prouve que la logique de l'esprit public subit parfois des éclipses, l'échec de la grande entreprise allemande eut son contre-coup en France et ailleurs et retentit fâcheusement sur les entreprises et œuvres sanatoriales dont l'idée était pourtant différente et qui n'avaient pas besoin pour vivre ou pour remplir leur but, d'un pourcentage déterminé de guérisons.

***

Eh bien ! non, avouons-le franchement le sanatorium n'a nullement vaincu la tuberculose ; son rôle est plus modeste. C'est tout simplement un établissement où le tuberculeux est mieux soigné que partout ailleurs et où il est le mieux placé pour ne pas contaminer ses semblables. La science n'a pas trouvé le spécifique de la tuberculose ; le trouvera-t-elle jamais ? Mais elle a élucidé, dans une certaine mesure, l'origine de cette maladie, sa nature, ses divers processus, ses moyens de propagation ; elle a fourni les données d'un meilleur traitement et d'une meilleure prophylaxie. Or, ce traitement est devenu, malgré son insuffisance, extrêmement délicat et complexe. Il est impossible qu'il soit appliqué rigoureusement au domicile de n'importe quel malade. Quant à la prophylaxie, elle ne saurait être, dans une maison particulière, que très illusoire! Et voilà pourquoi le sanatorium a sa raison d'être ; voilà l'idée sanatoriale vraie, toute scientifique et toute humanitaire. La médecine devenue plus savante a rendu le sanatorium utile et le rendra bientôt nécessaire.

Et je ne parle pas seulement de la tuberculose, mais de la plupart des maladies, en particulier des maladies microbiennes. Etant donné les nouvelles méthodes thérapeutiques, il n'est pas possible qu'un malade soit bien soigné s'il n'est pas continuellement surveillé par un médecin compétent, et si les prescriptions de ce médecin ne sont pas rigoureusement exécutées par un personnel entendu et avec tout l'outillage nécessaire. Or le praticien ne peut se multiplier et avoir tous ses malades sous la main. D'autre part, l'entourage du malade peut être animé des meilleures intentions mais la bonne volonté n'exclut nullement l'inhabileté, l'inintelligence des choses médicales, les préjugés ; les garde-malades et les infirmiers ne s'improvisent pas du jour au lendemain. Quand la médecine était totalement impuissante, tout était suffisant ; maintenant qu'elle a commencé à pouvoir quelque chose, elle est en droit d'exiger que tous les moyens possibles soient mis à sa disposition. Ces moyens ne se trouveront réunis que dans les sanatoriums médicaux. L'avenir de la médecine est, sans nul doute, le sanatorium. Il viendra un temps où le malade n'hésitera plus à quitter momentanément son domicile qu'il encombre et qu'il infecte, où il est mal soigné, pour s'assurer dans un établissement spécial, les meilleures chances de guérison. L'Amérique a déjà commencé, nous la suivrons dans cette voie. La charité chrétienne a fait l'hôpital, œuvre de bienfaisance inconnue de l'antiquité égoïste ; la science et l'esprit pratique moderne feront le sanatorium qui réalisera l'idéal en thérapeutique médicale et en prophylaxie microbienne.

Pour en revenir à la tuberculose, la fameuse triade thérapeutique comprend, comme chacun sait, la cure d'air, la suralimentation le repos ; le traitement comporte, en outre, quelques médicaments et une surveillance médicale constante et éclairée.

J'écarte de suite la suralimentation qui fut pendant quelques années un véritable dogme, — mais dont on commence aujourd'hui à revenir. Il semble bien illogique, en effet, de surmener l'estomac du tuberculeux, car, en somme, la suralimentation n'est, par sa définition même, qu'un surmenage et ne peut aboutir, après un certain temps, qu'à l'anorexie et à la dyspepsie. On défend aux gens bien portants les excès de boire et de manger : pourquoi les recommander à des malades et surtout à des malades chez lesquels les fonctions digestives sont le plus souvent dans un état précaire ? Le résultat de la suralimentation n'est pas la réparation cellulaire, la seule chose qui importe et qui ne peut s'obtenir qu'à la longue, par un processus naturel ; c'est un emmagasinement de graisse absolument inutile et qui disparait aussitôt que cesse le gavage Les tuberculeux qui guérissent spontanément ne se sont point suralimentés ; ils ont eu simplement la chance de conserver un bon appétit et de pouvoir le satisfaire. Que la nourriture du tuberculeux soit variée et de bonne qualité, c'est tout ce qu'il faut. On oublie trop que la capacité d'assimilation est en rapport étroit avec l'appétit naturel, et que manger sans plaisir c'est manger sans profit. La médecine ne doit jamais être en désaccord avec le bon sens.

La cure d'air, telle qu'on la pratique au sanatorium, est certainement une chose excellente. Elle consiste à vivre le plus possible en dehors de ces petites prisons ou tanières que sont les maisons, à vivre *sub Jove*, et à ne jamais perdre contact avec l'air extérieur.

René Quinton prétend que notre milieu primitif était l'eau de mer ; ce n'est pas impossible. Mais le temps où il en était ainsi est déjà loin. Plus récemment, le milieu naturel de notre espèce devint l'air atmosphérique, je parle de l'air non altéré et non contaminé ; et il en est encore ainsi. Plus nous vivons dans ce milieu, plus notre organisme est sain et solide.

Mais cette cure d'air demande à être conduite savamment et judicieusement. Le tuberculeux a l'épiderme sensible ; le plus souvent, il a perdu l'habitude de l'air libre. L'aérothérapie peut n'être pas inoffensive si elle est employée sans discernement.

Le troisième facteur de la cure hygiéno-diététique est le repos ; c'est le plus important et de beaucoup le plus efficace des trois. Pour comprendre ce que doit être le repos imposé au tuberculeux, il faut se rapporter à ce qui a été dit du surmenage, facteur principal de la tuberculose. Il ne s'agit pas seulement du repos musculaire, il faut, avant tout, que l'activité des centres nerveux soit réduite à son minimum possible. On peut parfaitement se surmener sur une chaise longue si l'on n'a point fait trêve aux soucis et aux préoccupations ordinaires. Chaque malade a sa façon, à lui, de se reposer, qui dépend avant tout de ses habitudes ; mais, en général, tout tuberculeux qui entreprend de se guérir, ou au moins d'améliorer son état, doit se résigner à perdre entièrement un an, deux ans, trois ans et même davantage ; il est vrai que s'il réussit, ce temps ne sera point perdu. C'est une retraite momentanée qui lui est imposée, une coupure franche et nette dans son existence. *C'est la mise au vert de la bête fourbue.* Les demi-moyens ne donnent aucun résultat ; ils n'entravent en rien la marche de la maladie. Le tuberculeux curable est un homme qui, près de faire faillite, a obtenu un délai et qui, pour se remettre à flot, doit ne reculer devant aucun sacrifice, aucune privation, et se retrancher impitoyablement toute dépense inutile. Plus tard, si la chance le favorise, il recommencera à vivre comme tout le monde ; mais pour le moment, il sait qu'il traverse une période dure et mauvaise, une période d'exception.

Il convient pourtant d'éviter au tuberculeux l'ennui qui résulterait d'une inertie cérébrale et musculaire absolue, ennui qui serait par lui-même une sorte de surmenage nerveux. Les malades pourront, dans les périodes d'accalmie, se livrer à certaines occupations conseillées et dosées par le médecin. L'ouvrier que le travail d'usine a épuisé vaquera à de légers travaux manuels qu'il accomplira librement et et qui rempliront ses heures. L'homme qui s'est surmené par le cerveau lira des livres faciles, classera des collections, etc. ; l'important est que ces amusements et ces distractions ne constituent jamais une tâche, même volontaire, et ne coûtent aucun effort. Aux jeunes gens qui se sont épuisés génitalement, à ceux que la noce a rendus tuberculeux, certains sports bien choisis pourront être utiles. Mais la règle qui ne doit jamais être oubliée est celle-ci : quoiqu'il puisse lui en coûter, le tuberculeux qui veut guérir *ne doit rien faire qui n'ait pour but sa guérison.*

***

On voit que le repos n'est pas un moyen de cure aussi simple qu'on pourrait le penser. Quoi de plus facile apparemment, que de ne rien faire ? Et quelle ordonnance moins compliquée que de dire à son malade : Reposez-vous ? Et, en réalité, rien de plus malaisé que d'arracher un homme, pauvre ou riche, ignorant ou lettré, ouvrier ou homme du monde, à ses habitudes de travail et de plaisir, à ses préoccupations familiales, à tout ce qui est sa vie. Rien de plus difficile surtout que d'imposer le repos vraiment thérapeutique pour une durée suffisante. La réfection cellulaire de ce pauvre être usé qu'est le tuberculeux demande beaucoup de temps. Or, comme je l'ai dit plus haut, le tuberculeux est presque toujours optimiste. Il ne croit guère, le plus souvent, à la gravité de son cas ; il se fait généralement un certain historique de sa maladie qui le rassure ; son voisin est bel et bien phtisique ; mais lui sait parfaitement qu'il n'a qu'un rhume négligé, une grippe dont il n'a pas pris soin à temps. Aussitôt qu'il se sent mieux, surtout s'il ne tousse plus et mange passablement, il se considère comme guéri et veut absolument recommencer à vivre. C'est alors que le rôle du médecin devient ardu ; c'est en ce moment qu'il échoue s'il n'est pas bon diplomate. Le faux convalescent lui échappe, commet nécessairement quelque imprudence et ne tarde pas à retomber.

***

Le traitement de la tuberculose peut, au besoin, comporter certaines médications proprement dites. On oublie trop, en ce moment, les moyens médicamenteux ; quelques-uns de ces moyens ne sont pas à dédaigner. Pour la génération médicale actuelle, la tuberculose n'est plus, au point de vue thérapeutique, qu'une maladie générale, une infection par le bacille de Koch. Et pourtant, dans la pratique, les malades qui se présentent à nous sont toujours atteints de tuberculoses localisées, c'est-à-dire d'affections tuberculeuses. Contre le bacille et l'infection bacillaire, notre arsenal thérapeutique ne nous fournit jusqu'à présent que des armes illusoires ; mais contre les affections secondaires qui accompagnent l'évolution de la tuberculose, nous possédons certains remèdes consacrés par le temps. En ce qui concerne spécialement la tuberculose du poumon, nous nous trouvons généralement en présence d'une bronchite, d'une pneumonie, d'une congestion, d'une hémorragie, d'une pleurésie, etc. Ces divers processus, qui ne sont pas des symptômes de la tuberculose et qui ont leur évolution propre peuvent être, en certains cas, utilement traités comme s'ils étaient indépendants et isolés. Le chirurgien qui s'attaque à une arthrite tuberculeuse. traite la tuberculose et traite l'arthrite. Nous pouvons aussi, quand les circonstances le permettent, traiter la tuberculose et traiter la bronchite.

L'affection locale est subordonnée à l'affection générale, c'est vrai ; mais cette subordination est réciproque et souvent la tuberculose n'évoluerait par si, par exemple, la muqueuse bronchique ne se trouvait point en mauvais état.

Sur cette muqueuse en mauvais état, les bacilles spécifiques se multiplient à foison et de là infectent l'organisme entier. Chacun sait qu'une grippe ou un simple rhume sont souvent la cause déterminante de la phtisie. Ce qui a de l'importance au début de la maladie ne doit pas être indifférent dans le cours de cette même maladie, et s'il est extrêmement utile de soigner le rhume ou la grippe d'un *prédisposé*, il l'est également de traiter la bronchite d'un tuberculeux. Le tout est de procéder avec prudence et discernement. C'est affaire de doigté et d'intuition médicale. Nos prédécesseurs donnaient des médicaments aux phtisiques, peut-être trop ; mais leurs *poitrinaires* duraient, en somme, aussi longtemps que nos *tuberculeux*. Nous gagnerions peut-être à reprendre quelques-uns de leurs moyens comme adjuvants de la cure hygiéno-diététique, laquelle est d'ailleurs la seule rationnelle contre la tuberculose elle-même.

***

La thérapeutique anti-tuberculeuse que nous venons de résumer à grands traits ne renferme, comme on le voit, aucune recette spécifique. Elle peut néanmoins procurer de très sérieuses améliorations et même des guérisons, mais à une condition expresse : c'est que le malade soit l'objet d'une surveillance constante et minutieuse, de la part d'un médecin instruit. Le médecin doit tenir, si j'ose dire, son malade par la main et le guider à travers les obstacles dont sa route est semée. Le tuberculeux est un être étonnamment capricieux ; sa maladie est elle-même fertile en surprises. Que sa vie soit, à l'avance, ordonnée dans ses grandes lignes, c'est bien, mais ce n'est pas assez : chacune de ses journées doit être réglée dans son détail d'après son état actuel.

En outre, les affections tuberculeuses sont sujettes à des complications fréquentes ; rarement elles marchent tout droit. Il est important de prévoir ces complications ou au moins de les deviner à leurs premiers symptômes. C'est ainsi qu'on arrive à les éviter ou à restreindre leur gravité. Le médecin qui vit avec son malade et le voit continuellement peut seul prétendre à ces diagnostics extrêmement délicats qui sont presque des divinations.

***

Croit-on que le tuberculeux puisse être traité chez lui d'après toutes les règles que je viens d'indiquer? Evidemment non... il n'y a aucune illusion à se faire à ce sujet. Sa cure ne sera jamais qu'ébauchée ; tout lui servira de prétexte à manquements. La moindre amélioration lui semblera un motif suffisant pour reprendre une partie de sa liberté. Ceux-là même qui comprennent le pourquoi du règlement qu'on leur propose et qui sont doués d'un caractère assez énergique pour ne point céder aux tentations qui les assiègent, échoueront encore le plus souvent. Le tuberculeux a besoin d'une tutelle non seulement pour le soutenir, mais aussi pour le diriger. C'est pourquoi la cure à domicile ne réussit guère que dans les cas tout particulièrement favorables, qui, la plupart du temps, guériraient spontanément. Ceci peut sembler extraordinaire, mais tous les praticiens instruits et sincères avoueront que c'est la pure vérité. Toutes les fois, au contraire, que l'affection n'a pas ce caractère de bénignité, on n'arrive à rien qu'à des améliorations trompeuses que suivent de près de lamentables rechutes.

***

Le sanatorium répond manifestement à tous les désiderata. C'est là, et là seulement, dans ces établissements fermés et pourvus de tout le nécessaire, que le tuberculeux sera traité aussi parfaitement que le permet l'état actuel de la science. C'est là qu'il pourra le mieux guérir, si sa guérison n'est pas chose impossible.

Inutile d'insister sur le rôle prophylactique du sanatorium et sur son rôle éducateur. Le tuberculeux ne peut pas ne pas semer les bacilles autour de lui s'il vit chez lui, dans les conditions ordinaires. Il faut qu'il se résigne pendant de longs mois à contaminer ceux qui le soignent et ceux qui l'approchent, à empoisonner de ses germes l'atmosphère qui, auprès et au loin, sera respirée par ses semblables. Au sanatorium, il n'est un danger pour personne.

Il est non moins évident que le sanatorium

est la meilleure école d'hygiène anti-tuberculeuse et même d'hygiène générale.

***

En résumé, l'idée sanatoriale vraie, telle qu'elle se dégage assez nettement, si je ne me trompe, des considérations qui précèdent, est de procurer à tous les tuberculeux riches et pauvres, curables et incurables, des soins méthodiques, vraiment scientifiques, les seuls qui puissent en certains cas, par leur efficacité réelle, venir en aide à la nature curatrice ; — et en second lieu, de garantir l'entourage du malade et la société en général contre la contagion tuberculeuse. Ce n'est point là, comme on voit, l'idée sanatoriale allemande. Il ne serait plus question, si elle était réalisée, de trier sévèrement les candidats à la cure sanatoriale et de n'admettre que les malades légèrement atteints, les seuls dont le traitement puisse être, financièrement, utile.

***

Cette idée n'aurait qu'un défaut, celui d'être irréalisable. Et il est probable, en effet, qu'elle ne sera jamais complètement réalisée. On ne pourra qu'approcher le plus possible ce qui serait l'idéal, je veux dire la cure sanatoriale appliquée à tous les tuberculeux indistinctement.

Pour faire un premier pas vers cet idéal, une condition indispensable serait de restreindre les dépenses de fondation et d'entretien des sanatoriums. On a voulu faire grand; on a dépensé beaucoup pour un mince résultat; mieux eut valu, puisqu'il s'agissait d'une œuvre humanitaire, chercher à tirer un grand profit des sommes dépensées. On a bâti des palais sanatoriaux comme jadis on a bâti des palais scolaires; ce n'était point le cas. Il fallait, au contraire, faire les choses très simplement, ne point décourager tout d'abord la charité publique et discréditer la méthode. On dira que dans les sanatoriums populaires rien n'est luxueux hormis ce qui concerne l'hygiène. Mais ce luxe d'hygiène, outre qu'il coûte très cher, est plus qu'inutile. Il faut songer qu'au sortir du sanatorium le malade se retrouvera dans les conditions communes; c'est donc une erreur de lui procurer pendant le temps de sa cure des conditions absolument exceptionnelles qui, d'ailleurs, n'ont avec le but qu'on poursuit qu'un rapport très éloigné. Il n'est pas le moins du monde nécessaire que le sanatorium soit une habitation modèle.

Les dépenses d'entretien sont aussi fort exagérées. Le personnel est trop nombreux; l'ouvrier encore valide ne demande pas à être servi; il pourrait presque se suffire à lui-même. La suralimentation est tout simplement du gaspillage; avec ce que coûte l'engraissement d'un malade on pourrait en traiter rationnellement deux ou trois. Ce sont tous ces frais inutiles qui rendent si dispendieuse la cure sanatoriale.

***

Il est entendu que nous mettons à part les sanatoriums pour riches; que ceux-là soient luxueux, qu'ils soient édifiés à grands frais dans les sites les plus pittoresques, qu'on y gaspille l'argent de toutes les façons, je n'y vois aucun inconvénient, bien au contraire; que la création de pareils établissements repose sur une idée de lucre, peu importe, ils ne seront jamais trop nombreux, ni trop prospères ; l'important est que la direction en soit toujours rigoureusement médicale et que les malades s'y trouvent bien.

Revenons au sanatorium pour tous qui, seul, peut être le véritable instrument de lutte contre la tuberculose. Voilà donc une première condition pour qu'il puisse exister et remplir sa destination : il faut qu'il soit réduit à ses éléments nécessaires, qu'il soit la réalisation toute simple et, pour ainsi dire, adéquate d'une méthode purement scientifique et humanitaire; il faut qu'aux frais indispensables de création et d'entretien ne vienne s'ajouter aucune dépense superflue, aucune fantaisie.

La seconde condition serait que cette œuvre immense fût conçue de telle façon qu'elle pût être inaugurée très modestement et s'accroître ensuite au fur et à mesure que s'accroîtraient les besoins et les ressources ; qu'elle fût ainsi une œuvre *vivante*, simple embryon d'abord, puis organisme de plus en plus complexe et parfait. Mais quelle sera la forme de ce sanatorium pour tous ? Je voudrais émettre quelques idées sur cette question. Mais je dois auparavant dire un mot des dispensaires.

***

On parle beaucoup aujourd'hui du dispensaire anti-tuberculeux. Cette création nouvelle jouit de la vogue qui abandonne le sanatorium. On en fonde un peu partout ; le type de cet établissement se trouve à Lille, on l'imite de toutes parts.

Je crois que le dispensaire est venu juste en son temps, au moment où le sanatorium tombait en défaveur, où tous, médecins et profanes, l'accusaient de coûter très cher et de rendre très peu. Le dispensaire est beaucoup moins coûteux, et ses résultats sont de ceux qu'on affirme plutôt qu'on ne les constate. Il a permis à ceux des grands promoteurs de la lutte anti-tuberculeuse qui avaient pu s'emballer un peu trop pour le sanatorium, de battre honorablement en retraite. L'œuvre sanatoriale paraissant décidément impossible et chimérique, on offre, au moins, aux tuberculeux quelque chose d'appréciable ; les conseils et les secours gratuits du dispensaire.

Ce n'est pas le lieu ici d'examiner quels services peut rendre, à divers points de vue, cet *office* anti-tuberculeux, tel qu'il est organisé actuellement. Constatons seulement que si l'on s'en tient aux indications thérapeutiques que nous venons de passer en revue, sa valeur, comme instrument de cure, est à peu près nulle ; les consultations qu'il procure ne valent certainement pas le traitement banal à domicile qui est lui-même à peu près insignifiant.

Mais, s'il ne supplée en aucune façon le sanatorium, il en serait une merveilleuse annexe et rendrait à ce titre d'incalculables services.

C'est, en effet, par le dispensaire qu'il serait possible de diagnostiquer la tuberculose à son tout premier début, ce qui est d'une importance capitale, si l'on veut que la cure soit efficace et économique ; et c'est encore grâce à cette annexe que les malades guéris ou améliorés seraient l'objet d'une surveillance constante et effective après leur sortie de l'établissement, ce qui éviterait la plupart des rechutes.

***

Mais une pareille formation ne saurait fonctionner que dans un rayon restreint. Alors, une question se pose : Existe-t-il un véritable et sérieux intérêt thérapeutique à ce que le sanatorium soit fondé sous des climats spéciaux et privilégiés, ou suffit-il que dans n'importe quelle région salubre, le site en soit heureusement choisi ?

La réponse à cette question est implicitement contenue dans la précédente lecture. Je pense, avec un grand nombre de phtisio-thérapeutes instruits et désintéressés, que l'altitude, le degré de latitude et les conditions météorologiques n'ont qu'une importance secondaire dans le traitement de la tuberculose. En ce qu'il a d'essentiel, ce traitement est possible dans tout pays sain et bien habitable.

Je dirai même qu'il est mieux de ne pas déplacer les malades, lorsque ceux-ci ne sont pas accoutumés aux voyages et aux dépaysements. Les pensionnaires des sanatoriums pour riches ont presque tous des habitudes de cosmopolitisme qui tiennent aux mœurs du jour ; mais ceux qni sont appelés à fournir la clientèle du sanatorium pour tous sont, pour la plupart, des enracinés du sol natal. Ils sont faits à leur climat et n'en ressentent plus les inconvénients. A moins d'indications très spéciales, il est donc superflu de les expatrier. C'est compliquer le traitement en pure perte.

L'idéal de la formation sanitaire anti-tuberculeuse serait donc, à mon sens, le *sanatorium-dispensaire local.*

Je suppose, par une sorte de fiction, qu'une pareille formation soit sur le point d'être fondée, en un certain pays et qu'on me consulte à ce sujet ; voici, à grands traits, le plan et les idées que je soumettrais :

L'emplacement sera quelconque : on cherchera simplement à éviter l'humidité, les brumes et les fraicheurs vespérales des terrains marécageux et des vallées profondes. Un rideau de bois ou un accident de terrain formant abri contre les vents de la région nord, un sol perméable, un peu d'ombrage, si c'est possible, et c'est tout. Que faut-il de plus ? Il suffira, en somme, que le site soit parmi les plus hygiéniques de la région. Point n'est besoin, pour soigner ses poumons, de parcs anglais ni de massifs somptueux.

Les bâtiments comprendront :

1° Des chambres de malades par séries de quatre adossées deux à deux, chaque série formant un pavillon isolé, pourvu de sa galerie de cure ;

2° Un pavillon central réunissant le dispensaire, la pharmacie, le laboratoire, les logements du personnel, les cuisines et les communs ;

3° Un local isolé pour le lessivage du linge et le service de la désinfection ;

4° Des étables et dépendances de basse-cour.

On fait maintenant à bon marché et dans des conditions de confort très suffisantes des constructions démontables en fer et ciment armé ; on a édifié de cette façon des bureaux, des chantiers, des marchés couverts, des écoles et même certains établissements hospitaliers. Cette architecture légère et très ingénieusement conçue s'accorderait fort bien avec les règles utiles de l'hygiène sanatoriale. Le sanatorium-dispensaire local pourrait être une construction de ce genre. Il en résulterait une sérieuse économie et les malades se trouveraient parfaitement logés. L'aération continue et vraiment effective de ces groupes de chambres isolés serait chose aisée. On pourrait sans doute la réaliser par un procédé moins primitif et plus efficace que celui de la fenêtre ouverte, lequel refroidit une chambre plutôt qu'il n'en change l'air.

Cette disposition par petits pavillons indépendants permettrait d'inaugurer un établissement avec de modestes ressources, tout en laissant le champ libre aux agrandissements éventuels.

Ces constructions présenteraient encore l'avantage d'être facilement transportées et réédifiées en un autre emplacement. Le cas se produirait sans doute assez fréquemment. Tel sanatorium-dispensaire devrait être rapproché d'une agglomération industrielle récemment créée ou devenue plus populeuse ; tel district serait subdivisé et l'établissement qui le desservait remplacé par deux autres, etc. Ces déplacements ne seraient nullement onéreux grâce au système des constructions démontables, aucune dépense antérieure ne se trouvant jamais inutilisée.

Enfin, ce système de constructions est d'une exécution très rapide ; autre avantage qui n'est pas à dédaigner surtout en notre beau pays de France où toute entreprise publique traîne, en général, indéfiniment.

Aussitôt l'emplacement choisi, on tracera le plan complet du sanatorium-dispensaire et l'on construira les premiers pavillons d'après ce plan. Le pavillon central sera réduit au nécessaire actuel en ce qui concerne les logements du personnel ; de même les dépendances, étables, etc., seront amorcées dans les mêmes conditions. Seules les plantations d'arbres, qui donneront d'ailleurs une plus-value définitive à la propriété, seront faites partout où le plan général indiquera leur utilité.

En procédant de cette façon, l'établissement je le répète, sera en état de fonctionner avant d'être fini et tout en s'accroissant incessamment.

Le personnel sera, bien entendu, aussi restreint que possible. Un médecin-directeur, quelques infirmières bien choisies, un ou deux hommes de peine suffiront parfaitement, au moins dans les débuts ; ce personnel sera augmenté progressivement au fur et à mesure des besoins, et seulement quand il sera impossible de faire autrement. Un certain nombre de malades admis comme pensionnaires tout au début de leur affection pourront très bien, sans qu'il soit dérogé le moins du monde à la grande règle du repos, se suffire à eux-mêmes et n'être pas servis. Ils apporteraient même, au besoin, avec l'autorisation et le contrôle du médecin-directeur, un concours utile au service général de la maison. Le sanatorium serait ainsi une sorte de maison de famille où chacun coopérerait dans la mesure de ses moyens, à l'œuvre commune.

Tel serait dans ses grandes lignes le sanatorium-dispensaire local. Je glisse naturellement sur les questions administratives et financières qui sont ici hors de propos comme elles sont hors de ma compétence; je voudrais néanmoins exposer quelques idées générales sur l'origine possible des ressources nécessaires à la fondation et à l'entretien d'un sanatorium-dispensaire local.

Dans le cours de l'année dernière, la Commission permanente de préservation contre la tuberculose a émis le vœu que les fonds destinés à l'établissement d'un sanatorium populaire fussent dus pour une première part à l'initiative privée, les budgets publics ne devant intervenir que pour fournir l'appoint. Les conclusions du rapporteur, le docteur Faisans, s'appuyaient sur les arguments les plus solides et sur les considérations les plus humanitaires. Nul doute que la voie indiquée par la Commission ne soit celle qu'il convient de suivre dans tous les cas analogues.

Le sanatorium-dispensaire local serait une institution essentiellement populaire. Certes, les malades et les consultants payants y seraient admis, mais toutes les précautions seraient prises pour que cette œuvre de solidarité et de science ne pût jamais dégénérer en entreprise commerciale.

C'est donc l'initiative privée qui fournirait la première mise de fonds, le capital de fondation. Des souscriptions seraient recueillies à cet effet dans toute l'étendue du district à desservir.

Les communes, le département et l'Etat apporteraient ensuite leurs contributions respectives : l'Etat, au moyen d'une somme une fois donnée ; le département et les communes au moyen de subventions annuelles basées sur les besoins de l'établissement et, en ce qui concerne les communes, sur le nombre des indigents envoyés par chacune d'elles et sur la durée de leur séjour.

Les pensionnaires payants pourraient être de deux sortes. Les premiers, originaires du district paieraient simplement les frais de leur entretien. Mais au cas où plusieurs chambres seraient vacantes, la direction du sanatorium pourrait agréer les demandes de malades n'appartenant pas au district. Ceux-là paieraient un prix de pension plus élevé. Le sanatorium resterait néanmoins absolument local par ce fait que les malades étrangers ne seraient admis que si le nombre des chambres vacantes était largement suffisant pour assurer les besoins actuels et éventuels du district. Le bénéfice réalisé sur les malades étrangers et le produit de toutes les consultations payantes concourraient à l'entretien du sanatorium

Une « association sanitaire » composée de membres choisis parmi les notabilités du district aurait la gérance administrative et financière de l'établissement.

Dans les campagnes, les districts sanatoriaux auraient des frontières géométriques et le sanatorium-dispensaire serait situé au centre du district ou, par exception, à proximité de quelque bourgade industrielle, fertile en tuberculose. Les sanatoriums-dispensaires urbains se trouveraient aux abords des villes, à une distance suffisante toutefois pour que l'air n'y fût pas souillé par les miasmes humains de toute grande agglomération. Le district de chaque sanatorium urbain serait un quartier déterminé de la ville.

Pour tous les habitants du district le dispensaire donnerait des consultations, délivrerait des ordonnances aux malades payants et des médicaments aux indigents, à la condition, bien entendu, qu'il s'agît de tuberculose. Le renvoi pur et simple du malade serait pour lui une suffisante et précieuse garantie de non-tuberculose.

Au dispensaire serait donc dévolue la grande mission de découvrir les tuberculoses commençantes, c'est-à-dire celles qui sont les plus curables. Avec le temps, on pourrait exiger du médecin attaché à l'établissement une compétence spéciale et une expérience éprouvée.

Tous les sujets reconnus tuberculeux, ou seulement en imminence de tuberculose, seraient invités à faire une cure au sanatorium. Inutile d'insister encore une fois sur l'importance du rôle que remplirait en cette circonstance le dispensaire local. Il est dur de penser que la plupart des tuberculeux que l'on traite sont des incurables et qu'ils ne l'étaient peut-être point quelques mois auparavant. Cela n'existerait pas si des dispensaires, accessibles à tous et fréquentés par tous sans respect humain, fonctionnaient régulièrement.

Les malades qui ne voudraient pas, ou, pour une raison quelconque, ne pourraient pas entrer au sanatorium seraient traités à titre onéreux ou gratuitement par le dispensaire, mais seulement dans la limite du possible, c'est-à-dire tant que le médecin n'aurait pas à se déplacer.

Le dispensaire aurait encore pour tâche de surveiller après leur sortie les malades qu'on aurait jugés capables de rentrer chez eux. Il resterait en rapports suivis avec ces *guéris* ou *pseudo-guéris*, leur continuerait les conseils et les soins nécessaires et, à la première alerte, les ferait rentrer au sanatorium avant qu'ils aient perdu tout le bénéfice d'un premier séjour.

Enfin le dispensaire veillerait dans toute l'étendue du district à la prophylaxie de la tuberculose, se chargerait à domicile et dans l'établissement de toutes désinfections utiles, assurerait la propreté et l'hygiène des logis pauvres, également des écoles, ateliers et tous locaux publics. Dans les campagnes, le dispensaire anti-tuberculeux ne tarderait pas à devenir un véritable *office de santé* qui rendrait les plus grands services pour la prophylaxie de toute maladie microbienne. Ce serait là de la médecine intelligente et efficace en regard de laquelle ce que nous faisons actuellement est pure barbarie.

Le sanatorium, qui serait mieux nommé le *curatorium*, *soignerait* tous les tuberculeux.

Les malades au premier degré, et mieux encore à la période de germination formeraient, grâce au dispensaire, la majorité des pensionnaires. Beaucoup d'entre eux seraient guéris par un traitement de quelques mois et leur guérison serait assurée par les soins consécutifs et la surveillance minutieuse dont ils seraient l'objet.

Les tuberculeux arrivés au dernier terme de la phtisie et devenus extrêmement dangereux pour leur entourage seraient également admis au sanatorium par mesure d'humanité et par mesure de prophylaxie.

Entre ces deux catégories je range toutes les malades qui ont passé le premier degré, mais qui se défendent encore, qui vivent tant bien que mal de la vie commune. Le sanatorium les soignerait dans leurs poussées aiguës, dans leurs bronchites et broncho-pneumonies intercurrentes, c'est-à-dire dans les périodes où le traitement est le plus utile, où les mesures de prophylaxie, et, en particulier, l'isolement, sont le plus indispensables.

Dans les périodes d'accalmie et d'amélioration, ces malades, guéris économiquement, pour employer l'expression allemande, regagneraient leur logis, munis de recommandations, instruits des dangers qu'ils courent et font courir aux autres, surveillés d'ailleurs et traités au besoin par le dispensaire.

Nul doute que bon nombre de ces malades finiraient par guérir solidement. Les autres verraient leur existence prolongée, leurs souffrances adoucies et, au lieu d'être des agents de contagion, ils pourraient encore, dans une certaine mesure, être utiles à leur famille.

***

Une erreur encore bien répandue, même dans le corps médical, est que la cure sanatoriale est nécessairement d'un prix très élevé. Cette erreur est déplorable et il importe de la dissiper. Nous venons de voir que la base du traitement est le repos bien compris et rigoureusement observé ; joignez-y une alimentation non pas excessive, mais simplement méthodique, de l'air pur à foison, une surveillance médicale de tous les instants, et vous avez tous les éléments de la cure sanatoriale. Or, tout cela ne doit pas être d'un prix exorbitant, si l'on se garde des fantaisies architecturales et des gaspillages de toutes sortes.

Néanmoins il faut bien convenir que si l'on voulait donner à l'œuvre des sanatoriums pour tous l'extension qu'elle comporte, la dépense totale serait excessivement lourde, étant donné le nombre formidable des tuberculeux. Il n'y a pas à songer évidemment, à couvrir ainsi la France de sanatoriums ; non pas que cette colossale entreprise serait mauvaise ; elle serait, au contraire une œuvre de haute civilisation en même temps que d'utilité pratique ; mais c'est une entreprise impossible. Le capital nécessaire pour la création et l'entretien de tant d'établissements serait d'une importance telle qu'il semblerait même ridicule de le calculer.

Mais, si on ne peut faire tout, on pourrait au moins tenter quelque chose. Et ce quelque chose consisterait à doter de sanatoriums-dispensaires locaux aussi modestes qu'on voudrait, embryonnaires si j'ose dire, mais susceptibles d'agrandissement, toutes les régions où la mortalité tuberculeuse atteindrait un certain pourcentage, 5 à 6 p. 1000, par exemple.

***

Dirais-je que même ce minimum semble bien être, pour le moment au moins, une pure utopie ? Hélas, ce n'est que trop vrai sans doute. On est peu enclin, dans le public, à prodiguer l'argent pour les entreprises exclusivement sanitaires. L'art de guérir n'en impose guère, en général, et ceux qui l'exercent ne jouissent pas d'un grand prestige sur les masses. Si les Allemands ont réussi à consacrer de grosses sommes à l'œuvre sanatoriale, c'est qu'ils en ont fait une affaire de rapport. Trop longtemps la médecine a été une science occulte, un pur charlatanisme; le souvenir en est resté dans l'esprit du peuple, a laissé en lui un septicisme profond et presque invincible. Aujourd'hui même que la médecine est devenue une science rationnelle, ses résultats pratiques sont, malheureusement, encore si précaires, la disproportion entre les moyens dont elle dispose et le but qu'elle poursuit est encore si grande et si visible, aux yeux de tous, qu'elle est toujours l'objet de la méfiance générale. Or, l'argent étant tout ce qu'il y a de plus positif et de plus palpable, on ne l'expose pas sur des garanties aussi fragiles.

D'ailleurs si l'enthousiasme fait toujours défaut quand il s'agit d'entreprises sanitaires, la faute n'en est pas seulement à la médecine; elle en est aussi aux médecins qui sont en général des gens spéculatifs et pas assez des gens d'affaires.

Qu'on l'explique comme on voudra, le fait est trop réel : si vous parlez santé au public, quand même vous y joindriez le mot d'humanité, le public ne marche pas, il est rétif. Du haut en bas de l'échelle sociale, il en est ainsi ; on sourit, on n'attache pas d'importance à ces questions-là. Le Conseil municipal d'une petite commune consentira, sans sourciller, de gros sacrifices pour l'amélioration d'un chemin ou pour la création d'une fanfare, d'une compagnie de sapeurs-pompiers ; il refusera une cotisation de cinquante francs, moyennant laquelle la commune aurait droit à l'usage d'une étuve de désinfection. De même, les Chambres se montreront d'une mesquinerie sordide en tout ce qui concerne les questions d'hygiène et de santé et accorderont, d'enthousiasme, les plus gros crédits pour recevoir un souverain de Perse ou du Cambodge.

Il faut prendre les gens et le temps comme ils sont. Nous n'avons pas, nous médecins, l'oreille du public, parce que nous lui parlons de choses qu'il comprend mal et qui sont, de leur nature, plutôt déplaisantes ; nos propositions ne sont pas non plus appuyées sur des résultats assez évidents et assez solides, nous ne saurions, sous ce rapport, prétendre à un budget comparable au budget de la guerre. Mais notre tour viendra, plus tard, avec les progrès de la science et de la civilisation.

DIXIÈME LECTURE

Tuberculose et guérison.

« La tuberculose est la plus curable des maladies chroniques. »

Voilà une petite phrase troublante, signée pourtant d'un nom très grand et très prestigieux.

Qu'est-ce à dire ? Le cancer ne guérit pas ; les diverses scléroses ne guérissent pas davantage : ni le diabète, ni la goutte, ni le rhumatisme chronique. Mais la syphilis est justiciable du mercure et de l'iodure ; la syphilis bien traitée est presque toujours compatible avec une existence normale. Nombre de syphilitiques se portent admirablement, ont de beaux enfants, meurent dans un âge avancé. Alors, l'auteur a voulu dire certainement que la tuberculose est une affection très curable...

Et sur quoi se base-t-on pour décréter la curabilité fréquente de la tuberculose que Laënnec, avec son immense expérience et sa compétence incomparable, semblait bien ne pas admettre? Sur ce fait, notamment, que l'autopsie révèle souvent chez des sujets morts de maladies quelconques, de vieilles lésions tuberculeuses cicatrisées, ce qui prouve, sans contestation possible, que beaucoup de pauvres diables ont été tuberculeux sans le savoir et se sont parfaitement et solidement guéris sans se soigner. Mais comment expliquer que les constatations nécropsiques soient si rassurantes et que la clinique nous procure de si nombreux déboires? D'où vient que les malades non traités guérissent si fréquemment, tandis que ceux que nous soignons succombent en si notable proportion?

Existe-t-il donc deux tuberculoses?

Non, la tuberculose est une, mais il pourrait bien y avoir deux ou plusieurs variétés de tuberculeux.

***

Il est très admissible que l'espèce humaine était originellement réfractaire — ou à peu près — à la tuberculose et qu'elle n'est devenue bacillisable que par l'effet d'une sorte de dégénérescence. Nous voyons qu'il en est ainsi pour les autres espèces animales, celles que nous domestiquons étant seules spontanément bacillisables. Nous pouvons aussi constater combien, à notre époque, l'hygiène contre nature augmente la réceptivité tuberculeuse; elle l'augmente dans des proportions telles qu'il est logique de croire qu'elle en est la cause primordiale.

Cette aptitude à contracter la tuberculose n'est donc, en somme, qu'un attribut nouveau de l'espèce, ce qui explique sa variabilité et son inégale répartition sur les individus. Les caractères familiaux et les hasards de la procréation augmentent encore l'instabilité de cet attribut récent et non fixé; voilà pourquoi la tuberculose frappe très différemment des sujets qui présentent les mêmes apparences constitutionnelles et vivent dans des conditions identiques.

Quoi qu'il en soit de cette hypothèse, il me semble qu'au point de vue de la prédisposition originelle à la tuberculose, on pourrait diviser l'espèce humaine en quatre catégories :

La première comprendrait les sujets très prédisposés, ceux qui prennent le bacille de Koch à la première occasion et font de la tuberculose aiguë et rapide.

La seconde se composerait des prédisposés moyens, de ceux qui, sous l'action plus ou moins prolongée des causes déterminantes, deviennent des tuberculeux chroniques.

La troisième catégorie, la plus nombrense, est celle des peu prédisposés qui ne se tuberculisent que malaisément et sont souvent méconnus.

La quatrième, enfin, qui peut-être n'existe plus ou teud à disparaître, serait la catégorie des réfractaires.

*
* *

Mon avis est que les sujets que l'on trouve, sur la table de Morgagni, porteurs de lésions bacillaires insoupçonnées et parfaitement cicatrisées appartenaient en général à la troisième catégorie. Ils offraient un terrain plutôt ingrat au bacille de Koch. Celui-ci a réussi à s'implanter grâce seulement à des circonstances qui devraient être exceptionnelles et qui hélas ! dans la vie courante de notre époque se présentent presque normalement. Ils se sont surmenés, amusés, alcoolisés, etc., et, un beau jour, ils se sont bacillisés, mais légèrement ; rien qu'en se reposant, ils se sont guéris. Ils sont légion de nos jours, ceux qui ont ainsi fait de la tuberlose bénigne, dégénérée, de la *petite tuberculose*, et qui, plus tard, ne s'en portent ni mieux ni plus mal. Beaucoup d'entre eux ne se sont pas aperçus de ce qui leur arrivait, ils n'ont eu qu'un mauvais rhume.

Faut-il conclure de là que les tuberculeux que nous soignons sont facilement curables ? Je ne le pense pas. Car les malades qui réclament nos soins appartiennent généralement à la première ou à la seconde catégorie. Ce sont des individus très prédisposés ou moyennement prédisposés. Nous assistons chez eux à des affections bacillaires plus ou moins aiguës ou chroniques, mais toujours à tendance envahissante et progressive. Et contre cette obstination du mal, nos efforts, nos conseils et toutes les ressources de la thérapeutique échouent le plus souvent.

***

On dit aussi : Les tuberculeux, surtout ceux de la classe aisée, que nous soignons guérissent plus souvent qu'autrefois ; on a trouvé la bonne méthode thérapeutique, l'essentiel est de pouvoir l'appliquer jusqu'au bout ; les succès obtenus prouvent que la tuberculose est une affection très curable.

Le fait est vrai ; il n'est pas de phtisio-thérapeute qui n'ait assez fréquemment la satisfaction de voir ses efforts couronnés de succès. Dans les sanatoriums, en particulier, les résultats obtenus semblent bien encourageants, mais si le fait est réel, la conclusion qu'on en a tirée est peut-être mal déduite.

Quels sont, en effet, les malades que nous réussissons généralement à guérir?

Premièrement, les tuberculeux de la troisième catégorie, ceux qui autrefois étaient presque toujours méconnus, et que nos moyens plus perfectionnés de diagnostic nous permettent actuellement de ranger parmi les bacillaires. Ceux-là sont les bons malades qui, malgré des lésions locales plus ou moins avancées, ne sont jamais phtisiques et se tirent aisément d'affaire.

Secondement, les tuberculeux quelconques, à la condition qu'ils soient traités au tout premier début de leur maladie, ce qui est très possible et même fréquent aujourd'hui parce que le public est plus averti et la médecine plus éclairée.

Une cure très précoce et très longue, parfaitement conduite et docilement subie, est capable, la chance aidant, de guérir certains tuberculeux même à mauvais terrain, de ceux que j'ai rangés dans la seconde catégorie. Cela est hors de doute.

Mais le malade atteint de « petite tuberculose », ou celui qui prédisposé à la tuberculose maligne n'en est encore qu'à la période de germination représentent-ils le type du tuberculeux connu du public? Non, le public confond et confondra longtemps encore la tuberculose avec la phtisie pulmonaire, et c'est réellement l'abuser et l'illusionner que de lui dire qu'elle est souvent curable. Ou bien alors il faut l'avertir que les tuberculeux qui guérissent ne sont pas ceux qu'il connaît mais ceux qu'il doit croire tels sur la foi des médecins. Ceux qu'il connaît et qu'il condamne restent, hélas, bel et bien condamnés comme auparavant.

*
* *

Il importe encore de s'entendre sur le sens de ce mot, curable, et de savoir ce que guérir un tuberculeux veut dire.

Quand il s'agit d'un malade à réceptivité légère il peut ne rien rester de l'infection tuberculeuse et le *guéri* est alors pareil à ce qu'il était avant sa maladie. Il en est de lui comme d'un sujet qui aurait fait une fièvre typhoïde ou une pneumonie. S'il s'agit au contraire d'un plus prédisposé, la guérison n'a plus la même valeur. Le sujet aura toutes les apparences de la santé; il n'éprouvera plus aucun symptôme. Et il pourra se maintenir tel pendant de longues années. Mais c'est à la condition qu'il veille toujours sur lui-même et *ne vive pas comme tout le monde.* La maladie est muette, mais elle existe toujours.

Et notez qu'il est presque toujours possible de connaître à l'avance si la guérison de tel malade sera absolue ou si elle ne sera que relative. Dans le premier cas, le sujet n'est devenu tuberculeux qu'à grand peine, si j'ose dire, et en quelque sorte par une action intensive des causes prédisposantes. En outre, chez ce malade, le traitement le plus simple agit à souhait, avec une rapidité et une efficacité surprenantes; on sent qu'il répond aux soins qui lui sont donnés. On peut alors avoir confiance dans l'avenir; ce sujet n'est point fait pour rester tuberculeux; avec un peu de persévérance il se tirera définitivement du mauvais pas où il s'est fourvoyé.

Cet autre, au contraire, est devenu tuberculeux à la suite de circonstances banales, ou, s'il a été soumis à des causes prédisposantes un peu exceptionnelles, il n'a opposé qu'une faible et courte résistance. Il a ainsi prouvé qu'il existait en lui une grande récepticité originelle, une véritable prédisposition. Si vous le soignez, vous ne tardez pas à vous apercevoir qu'il ne répond pas ou répond mal aux moyens que vous mettez en œuvre. Il va mieux quelques jours et il retombe aussitôt ; la fièvre le lâche difficilement et remonte sous l'influence de la moindre fatigue, du moindre écart de régime. Toutes ses fonctions s'accomplissent mal, il semble qu'il soit tuberculeux de partout, ce qui est, en somme, la réalité, parce que toutes ses cellules sont plus ou moins imprégnées et altérées. Ce n'est qu'à travers mille écueils que vous le menez enfin au port... Soyez certain que ce port n'est qu'une mauvaise rade. Vous n'avez obtenu, au prix de tant d'efforts, qu'une pseudo-guérison, votre convalescent reste un tuberculeux.

***

En résumé, les « peu prédisposés », ceux que j'appellerai les tuberculeux accidentels, tendent d'eux-mêmes à la guérison et cette guérison est le plus souvent définitive.

Les « moyennement prédisposés », soignés à temps, c'est-à-dire au moment où l'infection bacillaire commence seulement à se révéler par des symptômes généraux et de très légers symptômes locaux peuvent guérir en ce sens que l'affection qui débute sera arrêtée dans son évolution; mais ils resteront, généralement, infectés; ils seront, si je puis dire, des tuberculeux en bonne santé.

Ceux des « moyennement prédisposés » qui auront franchi le premier degré pourront obtenir des arrêts momentanés dans l'évolution de la maladie; ils vivront même longtemps s'ils sont parfaitement soignés et si la chance les favorise, mais ils vivront à l'état de valétudinaires, de tuberculeux malades.

Les très prédisposés descendront, quoi qu'on fasse, la pente fatale.

Il est à peine besoin de faire remarquer que ce classement des malades basé sur leur prédisposition originelle est parfois difficile. Rien de plus simple pour les cas tranchés, typiques. Pour les autres, les cas douteux, qui forment transition entre les diverses catégories, le clinicien les classera plus ou moins justement, selon qu'il possède plus ou moins d'expérience et de tact médical.

Telle est, je crois, la vérité en ce qui concerne la curabilité de la tuberculose. Et c'est avec ces distinctions et ces précisions qu'il convient, à mon avis, de présenter au public le fameux axiome de Grancher.

ONZIÈME LECTURE

Tuberculose et mariage.

Les tuberculeux doivent-ils se marier ?

Grave question physiologique et morale, grave question sociale aussi, que l'on résout diversement selon le point de vue auquel on se place.

On a dit ceci :

Il est avantageux que les tuberculeux se marient et fassent souche par la raison qu'ils transmettent à leurs descendants l'immunité relative dont ils jouissent eux-mêmes et procréent ainsi une race de plus en plus réfractaire à la tuberculose.

Cette opinion semble bien n'être qu'un ingénieux paradoxe.

Nous avons vu plus haut ce qu'il faut penser

de cette immunité relative conférée par une attaque de tuberculose.

Cette immunité est réelle ; l'homme qui vient de subir un assaut bacillaire se trouve pour le moment en une sorte de sécurité ; on dirait que l'ennemi se repose et qu'entre la cellule organique et la cellule-bacille un armistice a été conclu.

La cause immunisante est sans doute une nouvelle modalité de la cellule qu'il nous est impossible, évidemment, de pénétrer dans l'état actuel de nos connaissances. Mais ce qui se passe dans la tuberculose est tout différent de ce qui se passe dans les autres maladies microbiennes. Prenons, par exemple, la fièvre typhoïde : l'imprégnation de l'organisme par le bacille d'Eberth est rapide et complète ; une fois passée la crise morbide provoquée par cette imprégnation, tout est fini. Tout ce qui était bacillisable est bacillisé et l'immunité est acquise, entière et définitive. Au contraire, dans la tuberculose, l'imprégnation est non seulement lente et laborieuse, mais elle est toujours partielle ; il se produit à certains moments une sorte de saturation relative, tout ce qui dans la cellule était originellement bacillisable et était devenu bacillisable sous l'influence des causes prédisposantes étant bacillisé. La cellule est alors neutralisée par rapport au bacille de Koch. Et cette modalité cellulaire, parce qu'elle a été acquise lentement, est susceptible d'être transmise par hérédité. Ceux qui la possèdent soit par eux-mêmes, soit par leurs parents, jouissent ainsi d'un avantage, très relatif d'ailleurs, sur ceux qui, d'une part, ne sont pas réfractaires, et d'autre part n'ont subi aucune atteinte de tuberculose; en fait, ils sont momentanément réfractaires. Il se peut alors que le concours de circonstances nécessaire à une reprise de bacillisation, — circonstances qui, entre parenthèses, ne nous sont que très grossièrement connues, — ne se présente qu'après un délai plus ou moins long, malgré des conditions en apparence favorables.

Mais que cet équilibre fragile, instable, vienne à être rompu, — la chose arrive généralement au moment où l'on s'y attend le moins, — et l'infection reprendra sa marche lentement envahissante, mettra de nouveau l'organisme en état de crise morbide, réveillera les infections secondaires qui lui font ordinairement cortège et complètent l'affection tuberculeuse.

Et remarquez que cette nouvelle imprégnation est souvent plus sérieuse et plus étendue que la précédente. Au moment où la neutralisation de la cellule s'est produite, faute, sans doute, d'éléments immédiatement bacillisables et aussi par suite de causes occasionnelles inconnues, cette cellule n'en était pas moins altérée dans sa totalité et l'on peut admettre qu'elle était devenue plus bacillisable qu'auparavant, ses énergies composantes se trouvant plus orientées, si j'ose dire, vers la tuberculisation; ce qui le démontre cliniquement d'une manière absolue, c'est que, chez la plupart des sujets, les attaques de tuberculose sont de plus en plus graves et de plus en plus profondes et qu'une période arrive où la maladie n'admet plus aucune rémission complète.

Sans m'étendre davantage sur une question qui comporterait une longue étude, je crois pouvoir conclure :

1° Que l'immunisation anti-tuberculeuse conférée par la tuberculose elle-même est essentiellement fragile et inconstante. Comme il n'est pas vraisemblable, *a priori*, que les descendants soient plus favorisés que les parents, il serait vain de fonder sur une base si peu solide la défense de l'espèce humaine contre la tuberculose.

2° Que cette immunisation implique même, chez le descendant, une véritable dégénérescence cellulaire.

Le germe que le parent a fourni porte en lui les divers caractères dont l'infection bacillaire l'a doté ; l'un de ces caractères est une neutralisation momentanée par rapport à cette infection ; un autre caractère est une altération spécifique qui est un premier degré de bacillisabilité, et comme une bacillisation amorcée. La neutralisation est temporaire, l'altération spécifique est durable et profonde. Les immunisés héréditaires sont des tuberculeux potentiels sans cesse exposés à des poussées qui peuvent être, d'emblée, d'une haute gravité. L'immunisation due à la tuberculose elle-même doit, en conséquence, être considérée non seulement comme fragile et inconstante, mais encore comme dangereuse. Les malades peuvent en tirer un profit relatif, mais elle n'est pas à répandre par voie héréditaire parce que, loin d'atteindre son but, elle engendrerait plutôt la maladie.

***

Mais ce n'est pas tout. La tuberculose parentale est encore une source de dégénérescences, de *dystrophies* multiples, funestes à la race, qu'il convient de rappeler en quelques mots pour mettre complètement au point cette question de l'opportunité du mariage des tuberculeux.

Mosny nous dit que sur cent enfants nés de tuberculeux, trente-sept environ meurent en bas-âge, d'athrepsie, de débilité congénitale (et sans doute aussi et surtout de bacillose infantile héréditaire méconnue) et que sur les survivants cinq à peu près pour cent deviennent tuberculeux. Les statistiques ne valent guère en médecine ; mais admettons que celle-ci corresponde approximativement à la réalité. Nous voici bien et dûment renseignés sur le sort des quatre dixièmes des enfants de tuberculeux. Mais les autres, les six dixièmes qui restent, que sont-ils ? (Il est bien entendu qu'il n'est plus question ici d'hérédité bacillaire proprement dite.) Sont-ils réellement de beaux types de l'espèce humaine ? Les descendants de tuberculeux se divisent-ils réellement en deux classes bien tranchées, l'une formant le rebut, l'autre exclusivement composée d'individus sains et normaux, à recommander spécialement pour la reproduction ?

Hélas ? non. Cet énorme déchet de quarante pour cent, si peu effrayant qu'il puisse paraître à certains, donne bien une idée de la valeur procréative des tuberculeux. Ceux qui vivent doivent ressembler en plus d'un point à ceux qui ont succombé. Quand sur un arbre malade vous voyez près de la moitié des rameaux morts, vous pouvez être certain que les autres rameaux ne sont pas vigoureux et ne sauraient porter de bons fruits.

En réalité, il est plus raisonnable de croire, conformément à l'opinion de tous les temps, que le tuberculeux fonde une race amoindrie et dégénérée, en d'autres termes, que sa *graine* est mauvaise et que les rejetons issus de cette graine ne sauraient être, en général, des spécimens normaux de l'espèce. Certes, il y a des exceptions ; tout arrive avec les caprices de l'infection et les hasards de la procréation (caprices et hasards ne nous paraissent tels, bien entendu, que parce que nous avons encore la vue courte). Mais, certainement, la règle est celle-ci : toute famille issue d'un, et à plus forte raison, de deux géniteurs tuberculeux est une famille qui, dans l'ensemble de ses membres, est plus ou moins tarée ; et les diverses tares relevées dans la première génération, à moins d'un croisement exceptionnellement heureux et de circonstances très favorables, se perpétueront et même iront en s'aggravant dans les générations suivantes.

Ces manifestations indirectes de l'hérédité tuberculeuse — qui d'ailleurs n'ont rien de spécifique et ressemblent à celles de toutes les grandes infections et diathèses, — tout le monde les connaît. C'est, en premier lieu, la scrofule dont il a été parlé précédemment ; c'est l'infantilisme, ce sont les diverses malformations et monstruosités, les anomalies et lacunes physiques et mentales, etc.

Mais les sujets qui ne sont ni scrofuleux ni affligés de ces grandes dystrophies qui frappent les yeux de tous, ne sont pas, pour cela, nécessairement indemnes de toute tare héréditaire ; bien au contraire, dans la descendance des tuberculeux avérés, les types absolument normaux sont plutôt rares. Les uns sont des dégénérés supérieurs, les autres des dégénérés inférieurs, mais tous, ou presque tous, diffèrent en quelque chose du commun. Ce sont des irréguliers ; ils présentent une quantité de petits défauts organiques, de petits vices constitutionnels qui témoignent de la mauvaise qualité de leurs cellules-mères. Pour les profanes, ce n'est rien ; pour le physiologiste et le médecin avertis, c'est beaucoup et c'est inquiétant. La plupart de ces sujets vivront de la vie commune et fourniront une carrière normale ; ils n'en sont pas moins des êtres plus ou moins viciés et, pour la race, des éléments viciateurs.

Au point de vue mental, il est remarquable que les dégénérés par tuberculose des ascendants offrent souvent un mélange de facultés brillantes, de qualités aimables et de penchants bas et presque bestiaux. Cette curieuse association de caractères en apparence contradictoires est, en quelque sorte, pathognomonique.

***

Faut-il donc déconseiller le mariage à tous les tuberculeux ?

Un *distinguo* est ici nécessaire. Les tuberculeux réellement et absolument guéris peuvent sans inconvénient se marier et procréer. Ceux-là ont été bacillisés accidentellement, sans qu'il existât chez eux aucune prédisposition particulière. L'histoire de leur maladie démontre qu'elle a été le résultat de circonstances exceptionnelles, contagion directe par cohabitation étroite et prolongée avec une phtisique, surmenages associés de travail et de plaisir poussés à l'extrême, misère, peines et privations extraordinaires. Aussitôt soignés ils ont vu leur état s'améliorer comme par enchantement; une fois rétablis ils sont rentrés impunément dans la vie commune; ils ont travaillé, voyagé, enduré toutes les fatigues inhérentes à un métier ou à une profession quelconques sans maigrir, sans perdre l'appétit, sans souffrir aucunement. Enfin, ils *n'ont eu qu'une seule atteinte de tuberculose*. Ou s'ils ont récidivé c'est qu'ils se sont exposés une seconde fois aux mêmes causes exceptionnelles qui avaient provoqué leur première atteinte; mais les récidivistes doivent toujours être tenus pour suspects...

Chez tous ces anciens malades véritablement et foncièrement guéris, l'auscultation révèle des traces de lésions anciennes, mais aucun signe, si léger que ce soit, de lésion actuelle, même dans le cours d'une grippe ou d'une bronchite accidentelle. La grippe si fréquente à notre époque est, au point de vue de la guérison d'un ancien bacillaire, un critérium d'une grande valeur.

Tout autre est le dossier du pseudo-guéri. On trouvera, le plus souvent, la raison première de sa maladie dans quelque dégénérescence héréditaire. D'autre part, l'histoire de ses antécédents personnels, de son propre passé pathologique, révèlera clairement que sa maladie est d'origine constitutionnelle et non accidentelle. Il est devenu tuberculeux on ne sait trop comment, sans avoir commis d'imprudences particulières, sans s'être exposé au danger plus que ceux dont il a partagé la vie et les habitudes. Sa cure a été lente et laborieuse. Il n'a jamais été capable d'un travail normal ; il doit se soumettre à des précautions, éviter les refroidissements, les écarts de régime, etc. Il n'est plus malade, mais il reste délicat. Il a eu plusieurs poussées. Ses grippes ont toujours été suspectes, anormales comme gravité et comme durée.

Ce sujet est toujours imprégné de tuberculose. Il pourra se porter passablement pendant nombre d'années, même mourir vieux et ne pas mourir phtisique, mais il reste avarié ; ses cellules ne sont plus ce qu'elles furent avant d'avoir *connu le bacille*.

Franchement, ces pseudo-guéris ne devraient pas se marier et faire souche. Quel bonheur un homme peut-il espérer du mariage, dans de telles conditions ? A la moindre alerte il sera inquiet, et à juste titre. Il sait qu'il peut un jour contaminer sa femme et ses enfants ; il n'ignore pas non plus que sa vie est fragile, que ses jours sont peut-être comptés, que les êtres qui lui sont les plus chers au monde sont toujours à la veille de perdre leur chef et leur soutien. Triste existence !

S'il se marie pour se faire soigner, se procurer un foyer plus confortable, plus hygiénique qu'un logis de garçon, alors je le comprends, il a raison à son point de vue, mais il faut reconnaître que ce point de vue est abominable d'égoïsme !

Si son but est de s'assurer, en toute tranquillité, les satisfactions sexuelles auxquelles il a droit, je ne puis m'empêcher de penser que le mariage, avec toutes ses conséquences, est une bien grosse entreprise pour un si mince objet. La morale moderne a tant d'indulgences... On sait aussi qu'il est de l'intérêt du tuberculeux d'être le plus continent possible.

Enfin, si le tuberculeux, en se mariant, se réjouit à la pensée d'élever une famille et de perpétuer son nom et sa race, il fait preuve d'imprévoyance et presque de cécité morale. Qu'il sache donc à l'avance que, même d'après ceux qui l'engagent à procréer, il perdra en bas-âge près de la moitié de ses enfants, et qu'il sache aussi que la plupart des survivants seront des êtres dégénérés, le rebut de l'espèce. Ne devrait-il pas reculer devant les deuils et les regrets cuisants qu'il se prépare? Qu'il laisse donc aux autres, aux gens sains et robustes, le soin de procréer de nouveaux êtres. Il a le droit d'être égoïste, de ne vivre que pour lui-même.

Il est évident que si l'homme tuberculeux doit rester célibataire, il en est de même, et à plus forte raison, de la jeune fille tuberculeuse. L'hérédité maternelle est plus fréquente et encore plus profonde que l'hérédité paternelle. Et, d'autre part, la maternité est pour une tuberculeuse une crise excessivement grave, souvent même un désastre.

La jeune fille tuberculeuse doit fermer son esprit à toute idée de mariage et d'amour. Elle doit vivre comme une créature d'exception, répandre sur les siens les trésors de tendresse et de dévouement que la nature a mis en elle, mener, pour ainsi dire, une existence de rêve et de chimère, puisque la réalité lui est fatalement mauvaise.

Heureuses celles à qui leur éducation, leur tournure d'esprit et leur rang social permettent une vie toute intellectuelle et sentimentale, loin et au-dessus de ce monde agissant, jouissant et peinant pour lequel elles ne sont pas faites et où elles trouveraient les plus amères déceptions !

DOUZIÈME LECTURE

Tuberculose et prophylaxie.

Conseils pratiques

Il faut surtout compter sur soi pour éviter le danger de la tuberculose. Les mesures publiques de prophylaxie peuvent bien, en certaines circonstances, éteindre sur place un foyer de variole ou de diphtérie, arrêter dans sa marche une épidémie de peste ou de choléra, mais il ne paraît pas qu'elles puissent avoir sérieusement prise sur une maladie dont le germe est universellement répandu et dont le développement est étroitement lié aux mœurs et à la civilisation de notre époque.

Chacun peut, heureusement, moyennant un peu de prudence et une hygiène bien entendue, se préserver d'une contagion qui, si elle est réelle, est infiniment moins agressive que toute autre contagion. Le bacille de Koch ne pénètre au cœur de la place que si elle est démantelée ou qu'on lui en ouvre volontairement toutes les portes.

Je dis : un peu de prudence. En effet, bien que le bacille de Koch soit partout et que la tuberculose soit aussi banale qu'une moisissure, il est bon d'éviter, autant que faire se peut, les germes que leur fraîcheur rend ultra-virulents. Votre vin aura de grandes chances de tourner au vinaigre si vous le laissez librement en contact avec les germes de l'air ; mais si vous le faites voisiner avec un fût en pleine fermentation acétique, le phénomène se produira plus sûrement et plus tôt.

Si l'on est forcé d'habiter avec un tuberculeux qui crache des bacilles, il est d'une sagesse élémentaire de se garer contre les particules de salive qu'il projette autour de lui en toussant et aussi de ne pas laisser traîner et se dessécher les matières expectorées. Je vous dirai encore : ne partagez jamais le lit du tuberculeux, ne buvez pas après lui, faites la toilette de vos mains avant chaque repas, mangez bien, ne vous surmenez pas et dormez en paix. Souvenez-vous surtout que la peur et l'excès de prudence ne servent à rien, que le danger n'est pas considérable, si vous vous portez bien, et qu'à donner à ce malheureux des soins insuffisants, vous ne diminuez en rien vos chances de contamination.

Il est encore une circonstance dans laquelle il ne faut pas oublier que la tuberculose est une maladie contagieuse ; c'est lorsqu'il s'agit de louer une maison ou un appartement. Ce logement peut avoir été occupé récemment par un phtisique et contenir, par conséquent, des bacilles frais et très virulents. Il serait stupide, quand on peut s'en dispenser, d'aller respirer ces bacilles et surtout de les faire respirer à ses enfants. Je doute que le plus convaincu des anti-contagionnistes veuille encourir pour lui-même et pour les siens un risque aussi évident et aussi inutile.

Mais je me défie des désinfections officielles qui ne sont souvent que de pures formalités. Ces désinfections officielles impliqueraient d'ailleurs la « déclaration obligatoire » que nombre de bons esprits considèrent comme une violation du secret professionnel pour le médecin et une mesure attentatoire à la liberté des gens. Nous avons déjà en France tant de *machines* obligatoires que n'ont pas nos voisins, et qu'ils ne nous envient guère !...

Franchement est-il utile d'en ajouter une nouvelle qui ne serait pas la moins dure à supporter et qui aurait même aux yeux du public, étant donné les circonstances, un caractère odieux.

Le plus simple à mon avis serait de suggérer au public cette précaution fort logique de ne pas conclure un contrat de location sans exiger du propriétaire un certificat en bonne et due forme, délivré par un médecin assermenté, établissant que le logement proposé n'a pas été infecté ou qu'il a été désinfecté sous la propre surveillance du médecin signataire. On peut bien se renseigner sur la salubrité d'un appartement comme on se renseigne sur le mode d'éclairage et sur l'état des cheminées. Le propriétaire s'arrangerait pour se munir de l'un ou de l'autre de ces certificats. Par une clause du contrat de location, tout locataire s'engagerait à se soumettre à une visite médicale à l'époque où il quitterait le logement, ou à supporter les frais d'une désinfection. Pourquoi un pareil usage n'entrerait-il pas dans les mœurs ?

***

Voyons maintenant ce que peut être l'hygiène individuelle préservatrice de la tuberculose.

Faire de l'hygiène, s'adonner à certaines pratiques d'hygiène et vivre hygiéniquement sont des choses très différentes que confondent généralement nombre de gens qui ne réfléchissent pas. Les jeunes gens de la classe riche, en particulier, s'imaginent pouvoir impunément commettre toutes sortes d'excès et abuser d'eux-mêmes en toute occasion, à la condition qu'ils prennent un soin méticuleux de leur épiderme et qu'ils se livrent à certains sports dits hygiéniques. Cette erreur déplorable leur prépare trop souvent de cruelles désillusions. Notons, en passant, que la plupart des sports modernes, loin d'être bienfaisants, ne sont même pas inoffensifs, tant ils sont excessifs et émotionnants. Les concours de force et d'endurance tels qu'on les organise aujourd'hui, ne sont en réalité que des occasions de surmenage. Certes l'idée fondamentale n'en est pas mauvaise. Les exercices physiques sont excellents et on ne saurait trop les recommander à notre époque ; mais encore faut-il qu'ils soient judicieusement choisis, bien dirigés, et qu'ils ne soient pas exagérés.

***

La propreté corporelle est une bonne chose, mais l'excès de propreté est plutôt fâcheuse. Je prie le lecteur de ne pas jeter tout d'abord les hauts cris et de considérer que la *netteté* absolue de la peau n'est pas normale. Il est même tout à fait physiologique que les cellules épithéliales soient recouvertes d'un enduit sébacé qui les protège et n'empêche nullement leurs fonctions.

La peau respire, c'est entendu ; elle excrète certains déchets organiques, c'est encore entendu ; mais cette respiration et ces excrétions ne sauraient-elles s'accomplir normalement que moyennant des lavages et des nettoyages continus ? Certainement non ! Croyez-vous que le paysan qui ne se baigne que rarement, et dont l'épiderme est plutôt sale, respire mal et s'empoisonne de produits excrémentitiels ? Beaucoup d'animaux ne se baignent jamais et leur fourrure recouvre une belle épaisseur de crasse ; s'en portent-ils moins bien ?

Je ne donne pas le paysan sale comme un modèle à imiter ; je ne prétends pas non plus que l'espèce humaine ne puisse avoir d'autres besoins que les autres espèces animales ? J'admets très bien que le bain de propreté soit une louable pratique d'hygiène ; mais c'est aller trop loin que de donner à cette pratique une importance primordiale et d'en faire dépendre pour une grande part le bon fonctionnement de l'organisme. Je proteste surtout contre l'abus ridicule que, par ignorance et surtout par snobisme, on fait aujourd'hui, non seulement du bain, mais aussi du massage, des frictions, de la douche, etc, etc. Toute personne qui se respecte, au moins dans un certain monde, prend son *tub* chaque matin. C'est de bon ton et l'on est censé, après cette cérémonie, être infiniment plus dispos, plus frais et avoir fait de l'*hygiène* ! Ces ablutions répétées sont en réalité anti-physiologiques et peuvent avoir de sérieux inconvénients.

Il ne faut pas oublier que le revêtement cutané est pourvu d'un réseau vasculaire et d'un réseau nerveux d'une richesse inouïe et que par ces nerfs et ces vaisseaux toute cause extérieure qui impressionne la peau impressionne par contre-coup les viscères profonds. C'est là une notion de physiologie très intéressante à laquelle il serait trop long de donner tout son développement. Mais on comprend qu'il ne saurait être indifférent de modifier artificiellement la surface du tégument, de l'hypersensibiliser, en quelque sorte, par des manœuvres qui excitent et hypertrophient les papilles, font disparaître l'enduit sébacé normal et provoquent la chute prématurée des cellules épithéliales.

On dira que l'épiderme ainsi entretenu est plus vivant et plus capable de remplir son rôle de protection. C'est là une erreur. La couche la plus protectrice se compose précisément de ces cellules à demi-mortes qui, peu à peu, deviennent caduques et disparaissent pour faire place à d'autres, lesquelles auront le même sort. Cette couche est une zone frontière interposée entre la másse organique, toute vibrante et palpitante, qui est l'animal et le monde inorganique si plein de heurts et d'offenses brutales. Il faut donc bien se garder de trop vivifier cet épiderme dont le principal attribut est d'être, dans une certaine mesure, privé de vie et de sensibilité.

Les deux grands inconvénients de cette propreté exagérée qui est de l'hygiène à rebours sont de rendre l'homme trop nerveux et de le prédisposer aux refroidissements.

C'est par les sens que nous sommes mis en relation avec le monde extérieur, que nous sommes utilement avertis sur tout ce qui nous entoure. Mais c'est sans doute la peau avec ses millions de papilles sans cesse impressionnées, avec ses innombrables filets nerveux sans cesse vibrants, qui est le siège véritable de cette excitation générale et constante, laquelle, indépendamment de toute excitation spécialisée, maintient le système nerveux en état d'activité permanente, et de tension continue ; c'est la sensibilité de la peau qui, en somme, provoque, pour une bonne part, l'accomplissement régulier de tous les grands réflexes de la vie végétative ; mais si cette sensibilité dépasse la limite physiologique, il en résulte une activité nerveuse exagérée et troublée, au grand dommage de l'individu. Une des causes pour lesquelles le paysan est moins *nerveux* que le citadin, c'est, à n'en pas douter, l'épaisseur et la dureté de son épiderme. Comme d'ailleurs, le paysan est robuste et que son épiderme épais n'empêche pas que ses papilles fonctionnent suffisamment, on doit penser que c'est lui qui est dans l'état normal et qu'une excitabilité plus grande de ces papilles ne peut être que du gaspillage et une cause d'usure.

***

Au temps où les hommes n'avaient pour toit que le feuillage des arbres et la voûte des cavernes — cela remonte, il est vrai, assez loin — sa peau était probablement dure et velue, comme celle des autres animaux. Mais depuis que l'animal humain a perdu sa fourrure naturelle dont il ne lui reste, à part la chevelure, que des vestiges plutôt curieux qu'utiles, il est devenu sujet aux maladies *a frigore*. Ces maladies proviennent, en effet, de l'exagération des réflexes normaux. L'impression du froid sur les papilles est le point de départ d'une action réflexe salutaire qui resserre les vaisseaux cutanés et diminue ainsi la quantité de sang exposée au refroidissement ; si les papilles sont trop sensibles et insuffisamment protégées, le réflexe s'exagère, le refoulement du sang de la périphérie vers les organes viscéraux est trop énergique et trop précipité ; ou encore ce réflexe s'étend plus loin que la peau et atteint certains viscères comme le poumon, l'intestin, etc. ; ou, enfin, le réflexe trop vif est d'une durée insuffisante et au resserrement des vaisseaux succède leur dilatation avant que le sujet ait pu augmenter ses combustions par un supplément d'exercice, ce qui entraîne pour toute la masse du sang une dangereuse déperdition de calorique. Qu'il s'agisse de troubles circulatoires centraux ou d'un véritable refroidissement interne, le résultat est sensiblement le même, c'est une perturbation momentanée de la vie cellulaire qui crée par elle-même un état morbide, comme c'est le cas dans la névralgie *a frigore*, ou prépare la cellule aux conjugaisons microbiennes ce qui produit, par exemple, la pneumonie, certaines angines, etc.

Le refroidissement est bien plus souvent qu'on ne le pense aujourd'hui, la cause occasionnelle de la phtisie pulmonaire. Que de fois le mauvais rhume, la grippe, la bronchite, la pleurésie font éclore le germe de la tuberculose qui, sans ces maladies adjuvantes, eut sommeillé longtemps encore, peut-être même assez longtemps pour permettre au sujet de réparer ses brèches et de ne plus être un prédisposé! Il importe donc grandement de se préserver des refroidissements.

Le meilleur moyen, puisque l'homme est nu, est, évidemment, de se vêtir; mais une excellente garantie est aussi de ne pas se faire un épiderme trop sensible. Dussè-je passer pour un non-civilisé, je dirai donc : Soyez propres, c'est convenable, c'est même hygiénique; mais n'exagérez rien, ni les bains, ni les douches, ni les frictions, ni les massages; laissez cette manie aux orientaux qui cultivent leur épiderme bien moins par hygiène raisonnée que par sensualité et désœuvrement. Le vêtement qui la prive d'air et de lumière rend déjà la peau douillette et délicate; n'augmentez pas sa mollesse et sa susceptibilité par des soins intempestifs; en un mot, n'aggravez pas votre nudité.

***

C'est encore faire de l'hygiène que d'aérer ses appartements, de ne pas s'étioler en vase clos, et de ne pas craindre, même en nos climats, la fenêtre entr'ouverte la nuit en toute saison. Ces habitudes, nouvelles en France, sont excellentes. On fait ainsi de bonne hématose, ce qui est important, et on s'aguerrit contre les intempéries saisonnières.

L'aération continue du logis est même, pour les prédisposés, un très sérieux moyen préventif.

Remarquons toutefois que l'aération nocturne par la fenètre entr'ouverte peut présenter des inconvénients et ne pas convenir, d'emblée, à certaines constitutions; l'habitude ne s'en acquiert pas sans quelque entraînement.

***

Faire de l'hygiène, c'est bien; vivre hygiéniquement est encore beaucoup mieux : là gît tout le secret de la prophylaxie anti-tuberculeuse.

En quoi consiste donc cette vie hygiénique? Tout simplement *à ne jamais abuser de soi-même*. Cela est facile en apparence; mais, en réalité, cela est extrêmement difficile, pour ne pas dire souvent impossible.

En terminant ces lectures et comme corollaires de ce que j'ai exposé sur les causes de la tuberculose, je voudrais présenter à tous les prédisposés quelques conseils sur la façon dont ils doivent vivre. Puisque les règles de la vie naturelle ne sont pas, dans la société actuelle, applicables à tous, qu'elles soient au moins adoptées par tous ceux qu'une tare héréditaire ou des antécédents personnels exposent particulièrement à l'infection tuberculeuse.

*
* *

En premier lieu, choisissez une profession douce, exempte de grandes fatigues, exempte surtout de préoccupations. Ce conseil s'adresse indirectement aux pères et mères de famille qui, malheureusement, lorsqu'ils préparent l'avenir de leurs enfants ne s'inquiètent guère de leurs forces et de leur santé, et se laissent guider, avant tout, par des motifs d'ambition et d'intérêt.

Si vous êtes riche, rien de plus simple. Vous pouvez ne rien faire ou, ce qui vaut mieux, travailler pour vous distraire. Si votre fortune est médiocre, contentez-vous d'une situation qui vous permette de vivre modestement, puisqu'aussi bien vous n'êtes point armé pour la grande lutte. Enfin, si vous devez vous assurer le pain de chaque jour par le seul travail de vos mains, soyez ouvrier de campagne, mais jamais, au grand jamais, ouvrier de ville ou d'usine.

Contrairement aux maximes du jour, travaillez le moins possible. Et, ce faisant, ne croyez point commettre une faute ni subir une exception humiliante. Le grand mal de la civilisation moderne, c'est qu'on ne sait plus que travailler et s'amuser ; on ne sait plus ne rien faire ; nous sommes tous en proie à une sorte de névrose agitante. N'ayez donc point de respect humain et comprenez bien ceci : c'est qu'en dépassant vos forces vous détériorez vous-mêmes vos membres et vos organes, ce qui est contre nature, et vous vous ravalez au rang de la bête de somme, ce qui est contraire à la dignité humaine.

Imposez-vous donc une tâche légère, travaillez peu. Mais sachez, d'autre part, limiter vos désirs et vos besoins. Le grand secret du bonheur et de la santé est de savoir être sobre en tout, sobre à table, sobre en amour, sobre en distractions. Le prédisposé ne doit point rêver les grandes joies ni les grands plaisirs ; il doit aimer *son trou*, s'accoutumer à son horizon borné, être heureux de vivre, tout simplement. Ce qu'on appelle aujourd'hui la vie intensive n'est pas fait pour lui.

* * *

Si rien ne vous y force, ne vous mariez point. Homme, craignez les soucis et le surcroît de labeur qu'assume tout chef de famille ; femme, redoutez les fatigues des maternités.

Si les circonstances vous amènent au mariage, faites en sorte de procréer le moins possible et même de ne point procréer du tout. Il y va d'abord de votre intérêt ; mais souvenez-vous aussi que votre semence est mauvaise et qu'il vaut mieux pour l'espèce qu'elle ne germe point.

Il est moral que les dégénérés ne laissent point de descendance.

***

Réglez sévèrement votre existence. Ne fréquentez ni les cafés, ni les théâtres, ni les lieux de plaisir ; évitez toutes les occasions d'énervement et d'excitation. Conformez-vous, pour les heures du lever et du coucher, aux conseils de l'école de Salerne. Le travail de nuit est toujours du surmenage ; le besoin naturel de repos vient avec l'obscurité, comme si l'habitude atavique existait encore en nous. La grasse matinée peut compenser, théoriquement, les longues veillées, mais laissera toujours un déficit physiologique.

Mangez à des heures régulières, mangez lentement et mangez de tout. N'abusez point du régime carné ; la viande crue, largement dosée, peut, en certains cas, si la théorie est vraie, répondre à une indication thérapeutique dans le traitement de la tuberculose ; mais, en ce qui concerne les délicats, les chétifs, les débilités, les prédisposés, l'abus de la viande est dangereux. N'ayez d'autre régime que celui qui satisfait votre goût et convient le mieux à votre estomac. Buvez peu de vin, ou même n'en buvez point. Tout bien pesé, je crois que les prédisposés n'ont besoin d'aucun excitant et que les boissons qui contiennent de l'alcool, vin, bière ou cidre, leur sont plutôt préjudiciables. Une eau fraîche et de bonne qualité est probablement pour eux la boisson de choix.

Enfin habitez un pays salubre et déplacez-vous le moins possible. Ne soyez point casanier, aimez le grand air, les exercices sains, la chasse, l'équitation, la marche, mais ne faites point sans utilité, rien que pour votre plaisir ou sous prétexte de santé, de longs voyages. On se déplace aujourd'hui beaucoup trop, et surtout beaucoup trop vite.

J'ajouterai pour les intellectuels et les sentimentaux, qui sont nombreux parmi les prédisposés : gardez-vous des émotions inutiles ; supportez avec sérénité les divers ennuis de l'existence, considérant que le premier des biens est de vivre. Ne vous mettez pas en peine pour autrui, quand vous pouvez vous en dispenser ; enfermez-vous dans votre philosophie comme dans une tour d'ivoire. C'est ainsi que fait, sans le savoir, le rustre qui vit à l'état de nature et, au fond, c'est lui qui est dans le vrai.

Ces conseils médicaux ressemblent, comme on le voit, à un petit code de morale pratique. C'est qu'en effet la morale et l'hygiène sont bien réellement une seule et même chose, et c'est se bien conduire que de ne jamais contrarier sa nature, ni la forcer. L'animal se conduit hygiéniquement et moralement. La perfection pour l'homme serait que son énorme intellectualité, acquise par évolution ascendante dans la suite des âges, n'altérât point la simplicité de ses premiers instincts. La tuberculose est extrêmement intéressante en ce qu'elle le rappelle à l'ordre et qu'elle sanctionne pour ainsi dire les principes de la morale naturelle. L'avenir de l'espèce est, à ce point de vue, un grand et obscur problème qui ne se résoudra point, sans doute, par des trouvailles de laboratoire.

TREIZIÈME LECTURE

Brève histoire d'une industrie locale et d'un foyer de tuberculose (1).

I

La Beauce est une des régions les plus favorisées de la France au point de vue sanitaire; la tuberculose y semble, en particulier, plus rare que partout ailleurs. Ce privilège tient au climat, à l'aisance générale qui règne dans cette contrée et aux mœurs des habitants.

Le climat est rude, mais salubre. La Beauce est un haut plateau nu, balayé par tous les vents; on y respire un air vif, excellent pour les poumons robustes. Les brumes et les pluies y sont moins fréquentes que dans les régions

(1) Je dois les éléments de cette « histoire » à l'obligeance d'un ami qui s'est trouvé on ne peut mieux placé pour se les procurer à bonne source.

voisines. Le seul inconvénient de la nudité du sol et de la sécheresse atmosphérique est l'abondance de la poussière. En certains jours d'été, le vent en soulève d'immenses tourbillons qui montent vers le ciel et donnent l'illusion du désert; par les plus beaux temps, une sorte de brume sèche flotte toujours à l'horizon ; mais cette poussière qui n'est que de la terre pulvérisée ne contient point de particules acérées et coupantes ; elle est à peu près inoffensive pour les voies respiratoires.

Le sol est limoneux en temps de pluie, mais l'eau ne croupit guère ; la terre la boit aussitôt et, sous la couche plus ou moins profonde d'humus, les nombreuses crevasses du sous-sol absorbent l'excédent. On ne voit en Beauce ni marais, ni fossés verdissants le long des routes. Après les plus fortes pluies, l'assèchement se produit avec une rapidité surprenante sous la double action du vent et du soleil.

La terre de Beauce est fertile; c'est la terre à blé par excellence. Cette fécondité du sol et son exploitation intensive ont pour résultat un bien-être général qui s'étend jusqu'à la classe ouvrière. La vraie misère est pour ainsi dire inconnue en ce pays. Certes, l'ouvrier des champs n'est jamais riche ; il gagne moins que l'ouvrier des villes ; mais il dépense peu pour vivre. Quand le travail du chef de famille est toujours assuré et relativement bien payé, comme en Beauce, le reste va tout seul. La maisonnette du travailleur rural comprend un jardin et une basse-cour ; bien souvent l'achat ou la location d'une vache que l'on nourrit avec l'herbe du chemin ou le produit d'un coin de champ ajoute à l'aisance de la famille. Aussitôt sortis de l'école, les enfants trouvent une petite occupation dans les fermes. Bref, moyennant un peu de conduite et d'économie, le paysan vit heureux à l'abri, au moins, des grosses privations.

D'ailleurs, la population de cette région riche et fertile est plutôt clairsemée. Sans pousser le malthusisme, comme le normand, jusqu'à la manie, le beauceron ne surpeuple pas son foyer. En cela il diffère du breton et du flamand, et peut-être n'a-t-il pas complètement tort.

Les habitudes et les mœurs des beaucerons sont éminemment conservatrices de la santé et du bon équilibre physiologique. Ce sont de vrais ruraux. Au moral, ils possèdent toutes les qualités moyennes ; le bon sens, l'énergie, la prudence, une sage tempérance en toutes choses. Au physique, le beauceron, s'il n'est pas nerveux, est fort et résistant. Il a l'épiderme dur. Cette race est une des bonnes pousses de la vieille souche française. On comprend que le bacille de Koch, l'hôte des organismes déchus et dégénérés, n'ait guère de prise sur ces constitutions robustes. Et, en effet, il était exceptionnel, autrefois, de rencontrer un tuberculeux parmi les autochtones de la Beauce vivant de la vie traditionnelle ; c'était une rareté, un accident. Actuellement, grâce à l'alcoolisme, au service militaire obligatoire et à d'autres causes encore, la tuberculose n'est plus une exception, même dans les campagnes les plus reculées ; mais il est permis d'affirmer que la Beauce est restée une des contrées les moins entamées par le terrible fléau.

Et pourtant, sur cette terre merveilleusement salubre, habitée par une race saine et dure, il a pu se former dans un laps de temps relativement court, en pleine campagne, sans importation étrangère, un foyer de tuberculose qui, pour l'intensité, ne le cède en rien aux plus grands foyers urbains et industriels. Nous allons voir comment et par suite de quelles circonstances la chose s'est produite ; c'est une « historiette médicale » qui ne laisse pas de présenter un certain intérêt au point de vue de l'étiologie de la tuberculose.

II

De temps immémorial, les femmes de Beauce ont été tricoteuses de laine. La matière première ne manquait pas. La plaine nourrissait d'innombrables troupeaux de moutons dont la laine était cardée et filée dans des usines primitives établies le long des cours d'eau, dans les vallées. Les gens du pays se procuraient cette laine à bon compte. Lorsque les travaux des champs étaient finis, les femmes et les filles des campagnes utilisaient les longs loisirs d'automne et d'hiver à confectionner des chaussons, des bas et des bérets en tricot. C'était pour elles un passe-temps et une source de réels profits.

Aujourd'hui encore, en bien des villages de Beauce, on retrouve les vestiges de cette coutume. Le *cabargneau* n'a pas complètement disparu ; j'invente l'orthographe du mot, qui est, je crois, comme la chose qu'il désigne, exclusivement beauceron.

Imaginez dans un angle d'étable, sous une étroite lucarne obscurcie par les poussiéreux tissus d'Arachné, un plancher grossier établi un peu au-dessus du sol et garni d'une litière de paille ; tout autour s'élèvent, à hauteur d'homme, des claies de paille tressée ; l'ensemble forme un petit réduit carré auquel on accède par une porte étroite, bien abrité contre les vents coulis ; pas de sièges : pour tout ameublement, un simple trépied qui porte la chandelle ou la petite lampe fumeuse, — tel est le cabargneau.

Cinq ou six voisines se rassemblent chaque après-midi dans ce salon rustique. Et dans la chaude buée de l'étable, en compagnie des bêtes qui ruminent et soufflent bruyamment, elles jasent et tricotent sans relâche, comme faisaient leurs aïeules.

Le soir venu, chacune s'en retourne à son logis pour préparer le repas de la famille. On dîne ; l'homme et les enfants se couchent.

Alors, les femmes se retrouvent à l'étable ;

et dans les mois d'hiver, quand le travail du dehors est presque nul et insuffisant pour amener la fatigue et le besoin de sommeil, elles prolongent jusque bien avant dans la nuit leur veillée laborieuse et bavarde.

Cet usage tend à se perdre aujourd'hui; mais ce qui en reste est la fidèle image du passé. Au village, les traditions se conservent intactes.

III

Les tricoteuses beauceronnes vendaient le produit de leur travail à des courtiers du pays. Ceux-ci le revendaient avec un léger bénéfice à des industriels des villes voisines, qui refaçonnaient bas et chaussons et en tiraient un gros profit.

Telle était l'industrie toute primitive des femmes de la Beauce. Et il ne semble pas qu'à travailler ainsi pendant de longues heures de jour et de nuit au fond d'étables obscures, étroites et surhabitées, à respirer un air vicié, confiné, contaminé souvent par les exhalaisons de vaches plus ou moins saines, — car la pommelière ne devait pas être rare, même à cette époque, en ce pays privé de pâturages, — il ne semble pas, dis-je, que ces femmes, mal nourries et ignorantes de toute hygiène, aient été particulièrement sujettes à contracter la tuberculose. Il faut que le milieu rural soit véritablement peu propice à l'éclosion de cette maladie pour que de pareilles conditions n'en aient point engendré de nombreux foyers dont le souvenir et les vestiges seraient, sans aucun doute, arrivés jusqu'à nous.

Ce fait donne à réfléchir et il est bon de le noter en passant.

IV

Il arriva que certains courtiers plus avisés et plus ambitieux créèrent des petits ateliers dans les communes les plus populeuses où la main-d'œuvre ne faisait pas défaut. Ils achetèrent un peu de matériel, embauchèrent quelques hommes et façonnèrent eux-mêmes les tricots bruts qu'ils vendaient auparavant aux industriels des villes voisines. Grâce aux teintureries de la vallée, qui leur prêtèrent un concours précieux, ils purent livrer au commerce des articles finis. Ils se mirent ensuite à voyager, se firent des débouchés, fondèrent des clientèles ; la marque de X..., le centre de fabrication le plus important de la région, fut connue sur le marché de bonneterie.

Mais les ateliers de cette époque ne ressemblaient en rien à des usines.

C'étaient des ateliers de famille ; les femmes et les jeunes filles y venaient lorsque les soins du ménage et les besognes domestiques leur en laissaient le loisir. Les hommes, même ceux dont le concours était le plus utile, comme les foulonniers, restaient de véritables campagnards ne négligeaient ni leurs champs ni leur jardin, faisaient la moisson. Et il en fut ainsi tant que le travail se fit à la main.

Les bénéfices n'en étaient pas moins appréciables. Les ateliers, petits et nombreux, s'entendaient pour vendre la marchandise à bon prix ; la marque de X... était bien cotée. Ce fut l'âge d'or de ce coin de la Beauce, pour les ouvriers aussi bien que pour les patrons.

Les anciens du pays assurent unanimement qu'à cette époque la tuberculose était encore exceptionnelle dans toute la région. Quand un jeune homme « s'en allait de la poitrine » on le savait à deux lieues à la ronde, tant le cas se présentait rarement.

V

Après l'âge d'or, vint l'âge de fer. La modeste industrie beauceronne se transforma lentement, se modernisa.

La cause première de cette évolution fut l'emploi des moteurs à vapeur dont le premier fit son apparition à X... vers l'année 1860. On y recourut d'abord par économie, pour épargner des frais de main-d'œuvre ; puis on en profita pour installer de grands métiers compliqués et coûteux, mais d'un rapport bien supérieur à celui des petits métiers à main, grossiers et primitifs, en usage jusqu'à cette époque.

En même temps que l'outillage se transformait, la concurrence se faisait plus âpre et plus agressive ; ce qui se passait à X... avait lieu également dans les autres centres de fabrication ; l'emploi des moteurs mécaniques et des métiers perfectionnés se généralisait rapidement, de sorte que la marchandise abondait partout ; les exigences nouvelles de la clientèle et les fantaisies de la mode s'ajoutèrent à cette surproduction pour rendre les affaires plus difficiles. Alors ceux qui manquaient de capitaux ou de hardiesse se retirèrent ; en une vingtaine d'années les petites fabriques de X... disparurent l'une après l'autre sauf trois ou quatre qui s'agrandirent démesurément sur les ruines de leurs anciennes rivales. Ainsi naquirent les *usines*.

VI

De puissantes machines ont remplacé maintenant les moteurs primitifs du début ; les métiers sont en mouvement du matin jusqu'au soir, d'un bout à l'autre de l'année. Le courant est, aujourd'hui, aux articles de peu de valeur et de peu de durée, à la camelote et à la fantalsie ; c'est ce qui permet une fabrication continuelle et intensive. Les ouvriers ne sont plus des demi-ruraux. Attachés en permanence à l'usine, ils arrivent, dès l'aube, à l'appel de la sirène, ont une heure de liberté au milieu du jour pour le déjeuner, un quart d'heure pour le goûter, et ne sont congédiés le soir qu'après avoir accompli la tâche réglementaire.

Les salaires sont ce qu'ils peuvent être si l'on tient compte des nécessités de la concurrence, et aussi du bas prix de la main-d'œuvre en certaines régions de la France et dans les pays étrangers, notamment sur la frontière allemande. On ne peut pas dire que les ouvriers soient matériellement malheureux ; le patronat est à X... aussi paternel que possible.

Les mœurs du pays ne sont plus ce qu'elles furent autrefois; X... n'est plus comme naguère un gros village de Beauce ; c'est un petit centre usinier. La culture y existe toujours, mais elle est passée au second rang. La nouvelle génération n'a plus rien de campagnard, ni comme aspect extérieur, ni comme habitudes. C'est un pays où l'on travaille, mais c'est aussi un pays où l'on s'amuse. On y vient des alentours pour faire la fête ; les cafés et débits y abondent,

voir même les comptoirs ou l'on prend la *goutte* et l'*absinthe* au pied levé. Les dimanches et jours chômés, les contraventions pour tapage nocturne sont monnaie courante et la gendarmerie est sur les dents. La jeunesse féminine s'est affinée et connaît les artifices de la coquetterie; elle aime la toilette et adore le bal.

On gagne beaucoup plus que par le passé, c'est incontestable; mais on dépense l'argent à mesure qu'on le reçoit. L'antique prévoyance a fait place au goût du plaisir; les braves ouvriers de jadis trouvaient moyen d'acquérir, de temps à autre, quelque bout de champ; les fils de certains d'entre eux sont maintenant des petits propriétaires ou des fermiers à leur aise; ceux d'aujourd'hui, avec de plus gros salaires, ne joignent pas toujours les deux bouts.

Toute cette population, dans sa petite sphère et avec ses petits moyens, *vit*, *travaille*, *sent* et *pense* à la *moderne*.

VII

Ce qui a plus changé, malheureusement c'est l'état sanitaire de X...

Les tableaux suivants dont les registres de l'état-civil ont fourni les éléments sont, à ce point de vue, assez suggestifs. Aucune démonstration sur les causes générales de l'extension de la tuberculose à notre époque ne saurait être à mon avis plus éloquente et plus significative.

Le premier tableau donne la mortalité annuelle à X... depuis 1850. Le chiffre de la population a été établi de cinq ans en cinq ans par la moyenne de deux recensements consécutifs.

Vers l'année 1892, la population de X... s'est trouvée brusquement accrue par l'arrivée de nombreux ouvriers venant de divers départements, notamment du Cantal et de la Corrèze; cette immigration continua les années suivantes. Pour éviter toute cause d'erreur, j'ai cru préférable de ne comprendre les nouveau-venus ni dans le chiffre total de la population

ni dans le chiffre des décès. Ceux d'entre eux, en effet, que la tuberculose a touchés s'en retournent le plus souvent dans leur village « pour changer d'air », et beaucoup ne reviennent pas. Il est malaisé d'obtenir sur ces derniers des renseignements sûrs et précis. Dans ces conditions, il m'a paru plus simple de ne m'occuper que de la population autochtone de X....

Soit dit en passant, la vie d'usine est assez dure pour ces campagnards qui, de leur chaumières de l'Auvergne ou du Limousin, arrivent à X··· sans transition et sans entraînement. Ce sont de vrais ruraux, de mœurs et de tempérament; ils ont vécu jusque-là très sobrement et très primitivement. Les nouvelles habitudes qu'ils prennent ne leur réussissent guère; ils deviennent facilement dyspeptiques et tuberculeux.

Le second tableau est le relevé pur et simple des décès par tuberculose pendant une période de douze années, à partir de 1894. Je n'ai pu remonter plus haut, les documents faisant défaut. Mais il est clair que la mortalité tuberculeuse pendant les années qui se sont écoulées depuis la transformation de X... jusqu'en 1894 peut se déduire approximativement de la mortalité générale, d'après le rapport que nous constatons entre l'une et l'autre dans les douze dernières années.

Tableau de la mortalité générale dans la commune de X..., de 1851 à 1904 :

De 1851 à 1855,	1020 habitants,	18,52 p. 1000	
De 1856 à 1860,	1071 —	21,28	
De 1861 à 1865,	1085 —	27,77	(choléra)
De 1866 à 1871,	1098 —	26,32	(guerre).
De 1872 à 1875,	1143 —	21,74	
De 1876 à 1880,	1209 —	21,65	
De 1881 à 1885,	1238 —	21,27	
De 1886 à 1890,	1302 —	25,64	
De 1891 à 1895,	1325 —	26	
De 1896 à 1900,	1335 —	28,45	
De 1901 à 1904,	1346 —	28,60	

Relevé des décès par tuberculose de 1894 à 1905 :

Année 1894,	7 décès	5,2	p. 1000.
— 1895,	6 —	4,5	—
— 1896,	7 —	5,2	—

—	1897,	8	—	5,9	—
—	1898,	5	—	3,7	—
—	1899,	7	—	5,2	—
—	1900,	7	—	5,2	—
—	1901,	11	—	8,2	—
—	1902,	9	—	6,7	—
—	1903,	8	—	5,9	—
—	1904,	8	—	5,9	—
—	1905,	7	—	5,2	—

Moyenne des décès par tuberculose pendant ces douze années : 5,5.

Moyenne à Paris : 5,7.

Moyenne dans les communes rurales de la Beauce : 1,2.

Il résulte de ces deux tableaux :

1° Que la mortalité générale à X..., antérieurement à l'année 1885, était faible par rapport à la mortalité moyenne en France.

2° Que vers l'année 1885, époque à laquelle l'industrie locale se trouvait en pleine transformation et en pleine prospérité, la mortalité générale s'est accrue et que, depuis, elle a progressé régulièrement jusqu'à l'époque actuelle.

3° Que la mortalité tuberculeuse s'est accrue parallèlement.

4° Que l'accroissement de la mortalité générale est dû, en très grande partie, pour plus des 8/10, à la tuberculose.

Tels sont les faits.

Qu'on me permette de les interpréter, en deux mots, d'après ce que j'ai exposé dans les lectures précédentes sur les causes de la tuberculose.

La population de X... se tuberculise parce qu'elle se surmène ; cela n'est pas douteux.

Elle se surmène par le travail d'usine qui, moins fatiguant pour les muscles que n'était jadis le travail d'atelier, est plus épuisant pour le système nerveux ; j'ai dit plus haut comment il faut entendre ce surmenage.

Elle se surmène, en second lieu, et surtout, par sa façon de vivre. De rurale qu'elle était, elle est devenue population urbaine, mais urbaine à la façon du jour. Il est à noter que cette transformation est une conséquence nécessaire et constante de l'industrie moderne et que tout milieu usinier devient très rapidement, sous le rapport des mœurs, un milieu urbain.

Ce double surmenage engendre la *prédisposition*. Le bacille de Koch trouve là un terrain d'élection. L'encombrement et la promiscuité favorisent d'autre part sa dissémination.

Ainsi s'explique la formidable extension du fléau dans cette petite localité d'X...

Et l'histoire de X... est celle de bien d'autres localités, petites et grandes, qui, par suite de circonstances diverses, ont subi les mêmes transformations.

TABLE

Buzançais (Indre), Imprimerie F. Deverdun.